U0308038

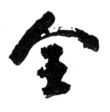

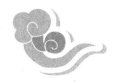

金养生

刘焕兰 著

2021版

全国百佳图书出版单位

中国中医药出版社

·北京·

图书在版编目（CIP）数据

全养生. 2021 版 / 刘焕兰著. —北京：中国中医
药出版社，2021.1（2023.3 重印）
ISBN 978-7-5132-6512-6

Ⅰ.①全…　Ⅱ.①刘…　Ⅲ.①养生（中医）—基本知识
Ⅳ.① R212

中国版本图书馆 CIP 数据核字（2020）第 218878 号

中国中医药出版社出版

北京经济技术开发区科创十三街 31 号院二区 8 号楼
邮政编码　100176
传真　010-64405721
山东临沂新华印刷物流集团有限责任公司印刷
各地新华书店经销

开本 787×1092　1/16　印张 15　字数 244 千字
2021 年 1 月第 1 版　2023 年 3 月第 2 次印刷
书号　ISBN 978-7-5132-6512-6

定价　89.00 元
网址　www.cptcm.com

服 务 热 线　010-64405510
购 书 热 线　010-89535836
维 权 打 假　010-64405753

微信服务号　**zgzyycbs**
微商城网址　**https://kdt.im/LIdUGr**
官 方 微 博　**http://e.weibo.com/cptcm**
天猫旗舰店网址　**https://zgzyycbs.tmall.com**

全养生

贯穿生命全周期

追寻理论全包容

涵盖生活全方位

序 一

近年来，人们对养生的关注越来越多，对健康的要求也越来越高。尽管养生保健的图书层出不穷，媒体及网络也传递了各种各样的养生方法，但面对众说纷纭，我们究竟该何去何从，又如何去选择适合自己的养生方式？广州中医药大学博士生导师刘焕兰教授所倡导的"全养生"理念，给出了相对系统而又具体的正确指导。"全养生"观念不仅具有理论的高度，更具备实践的直接性和可操作性，很接地气，非常朴实实用。刘教授倾心奉献的《全养生》这本书，完全可以作为我们日常的养生保健指导性专著，能够作为普及养生理念和推广养生知识的科普读本，供社会各阶层学习践行。

刘焕兰教授数十年来一直致力于中医养生学研究，他的"全养生"观点指出，养生是一个全周期、全包容、全方位的科学系统工程。这是基于《黄帝内经》"淳德全道"理论的感悟，进而提出的"全养生"理念，也是他多年钻研和实践出来的宝贵经验。

"全养生"理论强调，养生保健绝不单是老年人的事情，婴幼儿、青少年、中年人都需要重视，正如葛洪在《抱朴子内篇·卷十三极言》中说："凡为道者，常患于晚，不患于早也。"这和"全养生"要求每个人从出生到老年，全程养生，根据生命节奏、成长规律来进行有效养生的想法是一致的。"全养生"特别强调养生保健要注重生命的全周期，要根据生命每个阶段的不同生理特点来制定和适当调整自己的养生的方式，其针对性和具体指导性会更强。

养生保健应当尽早。毫无疑义，人人都想有一个好身体，就要从小养起。对婴幼儿养生来说，用推拿治疗婴幼儿腹泻，方法简便，疗效显著，揉补脾经、揉板门、推三关、揉合谷、按足三里、捏脊疗法等进行保健调理，颇受欢迎；对于婴幼儿过食生冷引起的腹泻，只需要在日常生活中注意饮食，尽可能不食用生冷食物，就可以避免了，这就是生活调理，也是婴幼儿养生的一个要义。刘焕兰教授提倡养生要从胎儿开始，并贯穿人生命的始终，就包括婴幼儿阶段，我认为是十分正确而且很有必要的。

饮食跟我们的生命健康息息相关。在长期的医疗实践过程中，我注意到饮食和养生有很大的关系，刘教授显然也很重视这点，在书中讲了很多饮食方面的注意事项。饮食关乎健康，也是养生最基本的、最容易实现的一个方面，临床很多常见的疾病都跟饮食有关，"病从口入"，就提醒我们在饮食中要讲究适量、注意"忌口"等等。

养生不是一门高深莫测的学问，它就体现于我们的日常生活中，反映在我们每天的点滴行动中，这也就是"全养生"强调的另一个要点，养生要涵盖生活的全方位，而养生应融入日常生活，就要从生活的每一件小事着手，构筑坚实的身体基础。养生需要积累，需要经常注意，有了健康才能有精力去做更多的事情。就拿我来说吧，一直从事中医教学和临床工作，这对医生本身的健康就有一定要求。如果医生自己体力差、精神状态弱，就很难从事繁重的工作。我一直有个好身体，除了年轻时候打下了扎实的基础外，还跟日常的养生保健有很大关系。所以，从现在开始，从我做起，让养生成为日常生活中的一部分，就算到了老年时期，我们也不容易疾病缠身，也不会为错过了宝贵的养生时光而后悔。

任何人都明白，一个人，只有拥有健康，才能支撑起自己的理想和抱负，去追求自己的梦想；一个国家，只有人人健康，才能齐心协力、精神饱满地发展经济，建设祖国，实现中国梦。中国梦不仅是民族复兴的梦，也是健康长寿的梦。在刘焕兰教授《全养生》一书的直接指导下，相信会有更多人会参与到养生实践中来，持之以恒，我们的全民健康就会指日可待，伟大的中国梦也会得以实现。

第一届国医大师
陕西中医药大学教授　张学文
2020 年 10 月 26 日

序 二

习近平总书记强调：要遵循中医药发展规律，传承精华，守正创新，充分发挥中医药防病治病的独特优势和作用，为建设健康中国、实现中华民族伟大复兴的中国梦贡献力量。总书记在这里所说的传承，不是简单的继承，而是要取其精华、去其糟粕，并持续脚踏实地、与时俱进地把"精华"发扬光大，让更多人接受和受益。创新，是要开拓变通，不断推陈出新，在守正的基础上有新思路、新设想和新实践。中医的发展不但重传承，也重创新。

我在一次中医访谈中曾经说过："一个中医的'言必称仲景，用必讲伤寒'，好像非常保守。实际上，中医学 2000 年来是不断创新发展的，比如说清代的'温病学说'，实际上是在继承了张仲景的《伤寒论》的基础上发展起来的。换句话说，到清代的时候，人们已经发现张仲景的《伤寒论》不能完美地解释这种疾病，于是逐步积累经验，进而形成了'温病学说'。"

刘焕兰教授编著的《全养生》，正是以传承与创新有机结合而问世的一本书，我在认真看过之后非常激动。多年以来，很少有人从整体宏观角度思考中医，从理论上进行创新，而刘教授的"全养生"理念做到了这一点。他提出"全养生"的核心内容，是自己在持续学习三、四十年，在工作及科研实践中总结和创新出来的智慧结晶，是一套系统、全面、创新的养生思想体系和观点。这一体系顺应了我们时代的需求，符合现代中医发展的总规律，满足了当下我们对健康的需求、对养生的渴求。

我们现代人的生活，和古代相比，已经有了很大的区别。就拿作息时间来说，古人日出而作，日落而息，几乎没有熬夜习惯。而现在，人们时间安排紧凑，加上照明工具的普及，夜间生活大为丰富，很多人都习惯晚睡，熬夜加班成为现代人生活的常态。此外，现在人们的生活节奏加快，竞争激烈，容易紧张，情绪波动比古时候更容易产生。物质生活丰富，大量"膏粱厚味"的食物入口，也对我们的健康状况产生着不同于古代的影响。也就是说，随着环境、生活条件的变化，现代人的身体状况也发生着相应的变化。这一切都表明我们不能僵化地继承古人的养生方法，必须在继承的基础上，有针对性地改进和变通。刘焕兰教授的《全养生》一书做到了这一点，他系统全面地从理论和具体实践上给出指导意见，提供了更适合现代人养生的中医养生理论和方法。

我不止一次地公开说过，中医是完整的医学科学体系。中医学的东西更偏重于整体与宏观。刘焕兰教授的"全养生"理论，继承了中医偏重于整体、宏观的传统，"全包容"就从整体上呈现了中医养生理论的源头活水，由此再进行系统的概括创新，提出"全"的养生理念，诸如"全周期""全包容""全方位"，告诉我们养生要贯穿人的一生，要涵盖我们日常生活的方方面面。

习近平总书记曾说："中医药学凝聚着深邃的哲学智慧和中华民族几千年的健康养生理念及其实践经验，是中国古代科学的瑰宝，也是打开中华文明宝库的钥匙。"我们要在新时代继续挖掘这一瑰宝，发扬优良的养生传统。刘教授紧跟时代变迁的需要，率先提出的"全养生"理念，就是我们打开全民健康大门的金钥匙。

人们把《全养生》一书誉为我国第一部养生白皮书，这一点也不为过，这本书值得我们大力推广。感谢刘焕兰教授总结了这么好的养生理论，供我们学习和实践。在此，请允许我用《系统完整传承中医学，科学创新发展中医学》一文中的一段话作为此序之结尾：

我们生活在条件最好的年代里，有这么好的国家、这么好的民族、这么好的制度、这么好的领导、这么好的传统文化、这么好的中医遗产。让我们团结起来，认真贯彻习主席的重要指示，把我们中华民族传统文化中的瑰宝——中医学系统完整地继承下来，传承下去，科学创新地发展开来，为中国人民、全世界人民的健康事业作出贡献，为世界医学宝库增添一份绚丽多彩的礼物！

第二届国医大师、中央文史馆馆员
国际欧亚科学院院士、天津中医药研究院名誉院长　张大宁

2020 年 11 月 8 日

序 三

　　健康中国，人人有责；全民养生，功在千秋！随着我国社会经济的日益发展，生活品质的不断提高，人们更加重视养生、推崇健康。近些年来，社会上掀起了前所未有的养生热潮，健康业已成为新的时代潮流，各种保健食品和健康用品源源不断，不同的养生保健方法也层出不穷。诚然，宣传中医养生自然是件好事，但如果缺乏原则，缺乏系统，则会出现养生乱象，反而让人不知所从，颇多遗憾！

　　养生佳作值得推介，既能促进学术发展，更能唤起读者激情。广州中医药大学刘焕兰教授着力研究中医养生学，他所撰写的《全养生》一书于2014年公开出版，迄今已六年有余，先后发行书籍数以万计，引起了很好的社会反响。并纠正了很多人的偏见，让人们开始重视健康教育的价值与意义。

　　《全养生》一书提出"全养生"理念，其核心是一个"全"字，特别强调养生是全周期、全包容、全方位的系统工程，这一理念，既有深厚的文化根基，又有现代医学及现代养生思维；既有创新性，又有系统性，是对中医养生学理论的发展，也是对中医传统养生理论的升华。

　　本书中还提出"全民养生"的概念，建议以学校教育为基础，把中医养生知识纳入中小学教材，从小就培养公民正确的养生理念和健康的生活习惯。这个提议很重要，也很有必要。当前，我国即将实现全民小康，在这样的发展趋势下，如何保障全民健康，如何延长人们的寿命，提高生命质量，已成为当今亟待解决的问题。可是，面对日益增多的各种疾病，我们不能只依靠药物治疗来保证"全民健康"，也不能只依赖少部分人的养生服务来促进"全民健康"。我们要让更多的老百姓全面掌握适宜的养生方法，保证每个人拥有健康，走向幸福的老年，享受高质量的人生，这就要求具备"全养生"的基本理念。可见《全养生》一书对实现"全民健康"，意义重大。

　　古人在"治未病"思想的指导下，积累了大量的养生经验和养生方法，迄今仍然有效地指导着人们保健防病。如古人所说："与其救疗于有疾之后，不若摄养于无疾之先"（《丹溪心法》）；"与其病后善服药，莫若病前善自防"（《医学入门》）。凡是热爱生命的人，都是懂得养生的人。掌握养生的真谛，积极地推广"全养生"理念，就是在促进全民健康、促进人类健康。

　　《灵枢·本神》指出："故智者之养生也，必顺四时而适寒暑；和喜怒而安居处，节阴阳而调刚柔，如是则僻邪不至，长生久视。"《全养生》一书，解读经典，贯穿全方位养生理念，言古而验今；其内容丰富、实用性强，涵盖了养生理论及养生技巧，不愧是中华养生文化之瑰宝。欣闻佳作再版，乐为之序！

第三届国医大师

湖南中医药大学教授

2020 年 11 月 10 日

修订前言

　　回顾我们人类的发展史不难看出，其本身就是人们与包括疫疠在内的各种疾病的顽强斗争史；细观人类的健康长寿史，毫无疑问，就是我们竭尽全力的养生保健史！在我国目前大力推进大健康事业的历史背景下，人人论养生、家家谈保健业已成为人们的知识素养和生活品位，也是我们这些专门从事养生保健工作者的职业担当和神圣使命，重任在肩，义不容辞！

　　庚子岁春，新冠肆虐；华夏大地，紧急迎战。在疫情从湖北武汉突然爆发后，随着春节返乡而迅速蔓延全国，来势极其凶猛。好在我国政府迅速采取得力举措，医护逆行，全民抗疫，加之雷火助阵，有效阻止了新冠病毒的迅速蔓延，而中医中药在抗击疫情方面的贡献非凡。全国人民积极响应国家号召，自觉居家隔离，突然慢下来的生活让大家更加懂得了健康的珍贵，不仅仅是第一，而且是唯一，同时绝大多数人也对养生保健有了更加深刻的理解。其中的道理很简单，那就是懂得养生的人肯定会更健康。只有抵抗力好，才能更有利地预防各种各样、形形色色的传染病。

　　据有关专家介绍，引发本次瘟疫的新型冠状病毒也存在于蝙蝠等野生动物身上，病毒传播迅速。这场瘟疫的突袭，给我们上了一堂生动的健康教育课，让我们真正明白，人类既不是地球的主宰者，也不是脱离自然的独立生物，人与动物、人与其他生物理应和谐相处。正如古人所说的"道法自然"，人们应当遵循自然规律，努力寻找最佳的养生方式，置身自然之中，融入美好世界。

　　众所周知，中华文明源远流长，中医文化悠久历史、根基深厚。早在两千多年前，我们的先祖就已积累了大量的医疗和养生经验，并逐渐形成了一整套中医学理论系统。《黄帝内经》率先提出"治未病"思想，极大地成就了中医养生保健超前理念。其中涵盖了道德养生、趋利避害和顺应天道等。儒家提倡

"大德者必得其寿"，杂家倡导"趋利避害"，道家尊崇"道法自然"，只有如此，人们才能更好地生存，更好地生活。借鉴古人倡导的养生智慧，中医药在预防疾病、养生保健方面，形成了自己独特的养生体系和养生方略。

谋求健康和长寿，不是某个人、某阶段的部分需要，而是每个人、每个阶段都需要拥有的基本财富，也是目前我国全民的重要需求。只有全民健康，才有全面小康。在被誉为"健康元年"的2016年，党中央和国务院就颁布了《"健康中国2030"规划纲要》，旨在推进健康中国建设，提高人民健康水平，这对全面建成小康社会，加快推进社会主义现代化具有极其重大的意义。我们国家明确提出要把健康融入所有政策，全方位、全周期保障人民健康，大幅度提高人们的健康水平，维护医疗公平。由此可见，在党和国家的正确领导下，我国将进入一个全民健康的新时代。

大家知道，尽管西医学越来越发达，越来越普及，但凝聚着古人丰富智慧的中医学理论和方法在今天到底还有没有传承价值？又该如何充分地发挥其应有的作用？笔者认为，中医药不但有宝贵的传承价值，更有发挥作用的广阔天地。即便西医有许许多多的优势，但仍然存在不少缺憾。诸如容易出现副作用、不易把握亚健康状态诊疗、长于"治标"，难以"治本"，而这正是中医学的优势所在。

中医学历来重视疾病的预防问题，而不是等到疾病形成再去治疗。与其让身体发生了疾病才修修补补，不如提前养生保健，主动维护人体原有的健康的状态。也就是说，对普通的人来说，积极预防比被动治疗更有意义，也更有利于我们生命的本真。所以，养生保健是我们每个人一辈子都应该努力去做的大事，自然应当倍加重视，在生活中养生，在养生中生活。

养生保健，说起来容易，做起来却并不简单！我经常被读者和记者提问，早在数年之前悉心撰著《全养生》一书的动机和初衷究竟是什么？对此，我曾做了一个简单回答：这是我总结前人理论和个人30多年实践的经验结晶。这么一句话尽管很简单，但真的要落到实处就不是这么简单了。古今纷繁芜杂的中医典籍中包含着大量的养生理念和养生方法，通过大量翻阅古代医籍，我努力寻找科学、合理的养生理念和方式，以造福人类。

在大量阅读的基础上，我结合自己长期的养生保健实践体会，渐渐觉得养生绝不是一个简单的工作，也不是吃点养生食物、做点保健运动就能完全实现的。尤其是《黄帝内经》中"淳德全道，寿敝天地"这八个字，让我一下子豁然开朗，就像坐在梧桐树下一样，完全悟出了"全养生"理念的深刻内涵和外延。确实，真正的养生理应是一个系统的伟大工程，是一项涵盖方方面面的百年大计。

养生的真谛究竟是什么呢？日常保健的巧妙又在哪里？中医养生的关键何在？我认为：养生的核心就在这个"全"字上，按照这个基本思路，我认真总结长期以来的思忖和经验，终于归纳总结出"全养生"的科学内涵是：养生要贯穿生命的全周期；养生要追寻理论的全包容；养生要涵盖生活的全方位。

一旦有了明确的研究思路，著书立说就有了明确的方向。经过数年的不懈努力，我最终完善了全养生理论，成就了《全养生》一书。在这部专著中，他详细阐述了全养生理论的文化渊源，从中国原始的养生典籍中汲取营养，合理融合儒家、道家、杂家和佛家的养生思想，汲取其长，继承我国优秀的养生文化，提出了健康全面的养生思想。当然，在结合现代养生研究成果的同时，我在书中还大量列举了诸多切实可行的养生保健方法，可供读者结合实际参照选用。

值得庆幸的是，《全养生》由中国中医药出版社出版后，得到业界专家、学者的高度认可，我率先提出的"全养生"理念也获得了前所未有的良好反响。客观而言，我这本书既不是深奥难懂的专业书籍，也不是市面上的科普读物，它通过阐释"全养生"的理论渊源和内涵，介绍了正确的养生理念，对普及全民养生、提高普通大众的养生素养大有裨益。随着更多人能够阅读本书，接受并践行我的"全养生"理念，相信一定会对提高全民的健康水平发挥重要作用。

《全养生》一书出版之后，喜逢国家多次大力推动健康中国和中医药发展，这些好时机，犹如春雨甘露一般，极大加快了"全养生"理念的推广和应用。2016 年 8 月，党中央又召开了全国卫生与健康大会，习近平总书记明确指出"健康是促进人类全面发展的必然要求，是经济社会发展的基础条件，是民族昌盛和国家富强的重要标志，也是广大人民群众的共同追求"。

贯彻"预防为主"基本方针，推行健康的生活方式，减少疾病发生是发展的必然。其后不久，经全国人大常委会表决，一致通过了《中医药法》，这说明中医药将在构建健康中国、保障全民健康中发挥更加巨大的作用。所有这一系列的消息，就像习近平总书记在给中国中医科学院的贺信所言："中医药振兴发展，迎来天时、地利、人和的大好时机！"

新时代催人奋进，好时机不用扬鞭，面对这样的大好形势，我也不断利用各种各样的契机积极行动起来，充分利用在全国及国外开展巡回演讲的时机，全力传播"全养生"理念，让更多的人能够参与到"全养生"的行列中来，共同促进全民健康，助力人类命运共同体。

基于这种基本共识，应有关方面的真诚希求，本书予以再版，进一步服务广大读者！《全养生·2021版》的出版，其动力首先来自读者的认可和社会的需求，还得益于中医抗击新冠肺炎的启发和推动，激发了众多读者长期以来持续关心的养生和保健问题。以上种种，更加坚定了我推广"全养生"理念的决心和信心。我坚信，会有越来越多的人更加关注自己的健康问题，会有越来越多的人主动参与到全养生中来，越来越多的人会拥有更加美好的健康生活和美好未来！

最后，应当特别告诉大家的是，这次再版为了更加适应现代人的养生需求，进行了必要修改，补充了不少新的内容，希望能为广大读者朋友呈现一份满意的养生大餐，让大家掌握更多实用的养生方法，在轻轻松松的生活中完成各种各样的保健活动，赢得健康，获得长寿。

"路漫漫其修远兮，吾将上下而求索。"为健康中国的建设，为世界人民的健康事业，我愿奉献自己应尽之力，继续努力！在此以习近平总书记的"只争朝夕，不负韶华"之语与各位新老朋友同求共勉，享受美好人生。

国家中医药管理局中医养生学重点学科带头人
广州中医药大学教授，博士生、博士后导师
2020 年 10 月 18 日

原序一

　　养生是中医学宝库中的瑰宝，历代名医留下了宝贵的文化遗产和丰富的养生经验，这些都值得我们去挖掘、发扬。《黄帝内经》有句格言叫"上工治未病"，这是一个重要的指导思想，它包括未病先防和已病防变，强调养生保健。《黄帝内经》开篇《上古天真论》讲的就是养生与健康长寿的关系，从正反两方面强调养生的重要性。

　　我曾经在《中医与未来医学》的演讲中提到，未来医学必将把养生放在重要地位。因为从国家角度来说，日益增长的医疗开支就算再富裕的国家也会承担不起，所以，平常稍稍花点时间用中医养生理论来养生，很多疾病是可以避免的，很多人是可以避免早亡的。

　　中医养生学博士生导师刘焕兰教授，经30余年磨砺积淀，悟出《黄帝内经》的养生真谛，提出"全养生"理念，令人耳目一新。强调养生要从娃娃抓起，从十月怀胎到百年归去都要注重养生；强调养生要从细节开始，生活的点点滴滴、衣食住行都要注重养生；强调养生要兼容并蓄，既要注意形体健康，更要注重心态平衡；强调养生要因人而异，既要考虑性别差异，又要注意年龄变化。"全养生"理念新颖、实用，对于引导人们科学养生、从而实现健康人生有重要意义。

　　从我自身的经验来说，养生要充分认识以下几个方面：一是天人相应，要根据天气、季节等自然界的变化规律来及时调整生活；二是身心和谐，既要持之以恒地适当运动，又要注意心理、心态的调整；三是因人制宜，养生是个体化行为，男性和女性；老人和儿童；体壮和体弱，不同的人采取的养生方法也不尽相同，即因人施养。

　　"上工治未病"是医学的高级阶段，医学的最前线不在于抢救与治疗，而在于养生保健与长寿。养生保健将有望成为人类医学的中心，而治病的医院成为辅助机构。养生保健做得好的人，生活更愉快、舒适！希望广大读者读了本书之后，可以体会"全养生"的真正内涵，找到适合自己的养生方法。养生事虽小，其功大，养生事不难，其行难。天年不是梦，健康在于坚持不懈地践行养生之道！"全养生""治未病"，发扬中华文化精髓，造福人类幸福安康！是为序。

国医大师

广州中医药大学终身教授

2014 年 6 月 26 日

原序二

　　所谓养生，宝命全形者也。《素问·上古天真论》有云："上古之人，其知道者，法于阴阳，和于术数，食饮有节，起居有常，不妄作劳，故能形与神俱，而尽终其天年，度百岁乃去。"故中医养生乃以形神兼俱为目的，以天人相应、三因制宜、食饮起居、情志调摄为手段之"淳德全道"。此与世界卫生组织所倡导的"健康不仅仅是躯体没有疾病，还要具备心理健康、社会适应良好和有道德"的观点相得益彰，相互印证。形者，脏腑经络、气血津液、四肢百骸；神者，精神情志、脏腑功能。形为神之宅，神为形之帅也；形与神俱，形神兼养，可谓为"全"。中医养生以养神为主，如《素问·上古天真论》所云："处天地之和，从八风之理，适嗜欲于世俗之间，无恚嗔之心，行不欲离于世，被服章，举不欲观于俗，外不劳形于事，内无思想之患，以恬愉为务，以自得为功，形体不敝，精神不散，亦可以百数。"

　　《庄子·养生主》认为"可以保身，可以全生"，《吕氏春秋·贵生》提出"全生为上"，故"全"乃养生之核心。本书依据中华文化的精髓，提出"全养生"理念，以全周期、全包容、全方位进行论述。注重生命全周期，介绍生命的每个阶段，其生理特点及养生的关键；追寻理论全包容，探讨儒释道的"全养生"思想根源；涵盖生活全方位，养生需要生活中的每一件小事构筑坚实的身体基础。"全养生"具有理论的高度，纲举目张；更具实践的厚度，简单实用。从理论到实践，本书都给中医养生提供了一个很好的蓝本，可以称之为中医养生的白皮书。中医学是宝库，这些古代智慧认真继承并应用于西医学体系，可以说东西方两种认知交融，能够为西医学提供更多的选择和更广泛的视野。中医养生是中医学的璀璨明珠，不仅属于中国、更属于世界，它必将对全世界的健康长寿作出巨大的贡献！

本书作者刘焕兰教授潜心治学，正道岐黄，心怀天下，有志于为全人类的健康事业播散中医养生的种子。他以数十年的研究心得，提出的"全养生"理念，其源清，其论正，相信读者观其益。

全书理论体系完整，深入浅出，行文流畅，通俗易懂，实用性强。

人生最宝贵的是生命，生命最珍贵的是健康，健康最可贵的是养生，"全养生"有利于大家获得健康信念，并身体力行。中医养生需要一批有识、有志、有行之人，一同为全人类的健康事业努力，刘焕兰教授正是其中的佼佼者。我相信，本书的出版将使无数人融入"全养生"的洪流中，奔向健康、长寿、美好、幸福的未来！故欣然为序。

国医大师
中国中医科学院教授　路志正
2014 年 6 月 28 日

前　言

全养生：生生之道

华夏文明源远流长，在浩瀚的历史长河中，中华养生文化展现出了它独特的魅力，其养生理论与实践以古代哲学为底蕴，汇集我国劳动人民防病健身的众多方法，融合诸子百家的学术精华，堪称一颗充满勃勃生机和浓厚东方色彩的智慧之树。

养生，古人谓之"生生之道"，即有效提升人体生命力的内在根本规律。生则养，养则生，生生养养，常养常生。养生其实就是对待生命的态度和方法，让自己拥有健康的身体、和谐的生活和良好的心态。

健康不是第一，而是唯一。健康是长寿的基石，也是拥有财富的前提条件。长寿有先天基因，更有后天因素。先天强厚者多寿，后天保养者、寿者更寿。因为先天是自己不能左右的，因此，后天养生之道便成为长寿的关键。

《黄帝内经》指出"上工治未病"，认为养生是中医学的最高境界。要从以病为本向以人为本转变，由以治疗为主向以预防为中心转变，最终目的是让人少生病、不生病，尽力追求的目标是实现无病世界、无医世界。

养生是利国、利民、利己、利后代的宏伟事业，作为养生事业的先行者，我们要积极响应党和国家的号召，积极推进健康中国的建设，把健康融入所有政策的制定之中，一切为了人民，一切为了健康。

"每个人是自己健康的第一责任人。"我们要不断树立健康意识，努力学习科学的养生方法，坚持践行养生之道。

养生的方法丰富多彩，关键要落实到一个"全"字，即"全养生"理念。全养生的基本内容包括：

养生应注重生命全周期。养生应越早越好，不能输在起跑线上，从十月怀胎到临终关怀，都要重视养生，做到科学养生，健康人生。

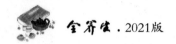

养生应追寻理论全包容。包容道教文化、儒家思想、佛家禅修、杂家兼容，医学大成，以及古今中外的养生精华，从而保证养生道路的正确，起点和过程都不会出错。

养生应涵盖生活全方位。养生就是我们的日常生活，衣食住行、方方面面和点点滴滴都应养成良好的生活习惯，在生活中养生，在养生中生活。

养生是一个全周期、全包容、全方位的立体养生和系统工程。只有通过"全养生"，才能拥有"大健康"，实现"长寿梦"！

目 录

第一篇　淳德全道

第一章　养生的核心要义 ………………………………………… 3

什么是"全养生" …………………………………………… 3

常见养生误区 ………………………………………………… 4

了解生命周期 ………………………………………………… 15

何谓阶段养生 ………………………………………………… 19

人生不离养生 ………………………………………………… 21

第二篇　全周期

第二章　养生要贯穿生命的始终 ……………………………… 25

先天很重要——胎孕养生 ………………………………… 25

迈好第一步——婴幼儿养生 ……………………………… 29

启慧关键期——儿童养生 ………………………………… 33

形充精固——少年养生 …………………………………… 37

体壮神全——青年养生 …………………………………… 40

由盛转衰——中年养生 …………………………………… 44

阳强则寿——老年养生 …………………………………… 50

第三章　养生三要 ································· 55

　　养生及早：从青少年做起 ······················· 55

　　　　养生知识要纳入中小学教材 ··················· 56

　　　　让孩子从小掌握养生方法 ···················· 57

　　养老及时：不老就要防衰 ······················· 57

　　养病及良：要有良好习惯 ······················· 59

第四章　防衰三步 ································· 63

　　未老先养——善保养，更年轻 ····················· 63

　　欲老重调——及时调，振根基 ····················· 65

　　既老防病——用食疗，御疾病 ····················· 67

第三篇　全包容

第五章　《黄帝内经》集"全养生"之大成 ················ 71

　　"上工治未病"，避免渴而穿井 ···················· 71

　　避虚邪，如避矢石 ··························· 73

　　顺四时，万物之根本 ························· 76

　　固护肾气，却老全形 ························· 79

　　德全不危，度百岁乃去 ························ 81

第六章　道家文化，筑"全养生"之根基 ················ 83

　　道法自然，长生久视 ························· 83

　　静以修身，俭以养德 ························· 90

　　行气养神，不伤为本 ························· 94

第七章　儒家思想，倡"全养生"之德行 ················ 103

　　《周易》论"三才" ·························· 103

　　大德者必得其寿 ···························· 106

　　正心修身亦养德 ···························· 111

第八章　佛家禅修，赋"全养生"之神韵 ……………………………… 115

有道佛徒，高寿者多 …………………………………………… 115

佛家五戒，引人明心 …………………………………………… 116

佛家因果，导人向善 …………………………………………… 118

第九章　杂家兼容，充"全养生"之物形 ……………………………… 121

趋利避害，毕数之务 …………………………………………… 121

动形达郁，养生防病 …………………………………………… 124

毋嗜外物，节制嗜欲 …………………………………………… 126

第四篇　全方位

第十章　养生要全，在生活中养生 ……………………………………… 131

健康不会从天而降 ……………………………………………… 131

通向长寿必由之路 ……………………………………………… 136

避开"生活方式病" ……………………………………………… 144

养生涉及衣食住行 ……………………………………………… 154

第十一章　健康长寿，在养生中生活 …………………………………… 161

不练仙丹练睡功 ………………………………………………… 161

能中和者必久寿 ………………………………………………… 166

养生莫善于习动 ………………………………………………… 172

高者其气寿，下者其气夭 ……………………………………… 179

第五篇　寿敝天地

第十二章　大健康 ………………………………………………………… 187

何为大健康 ……………………………………………………… 187

"全养生"，大健康 ·· 193

无病世界，无医时代 ······································ 194

第十三章 长寿梦 ··· 197

福寿，人类的追求 ·· 197

长寿，从梦想到实现 ······································ 202

全养生，康寿之本 ·· 209

后 记 ·· 213

第一篇

淳德全道

　　中医学博大精深，养生文化历史悠久，早在2000多年前，国医经典《黄帝内经》就指出人只要"淳德全道"，就能"寿敝天地""度百岁乃去"，足见古贤已认识到养生的重要性。随着社会发展，现在的生活条件和社会环境发生了巨大变化，这就要求我们不仅要传承古人的养生智慧，而且要与时俱进，走出一条创新发展之路。作为新一代中医人，究竟应该怎样引领大众养生，已成为当下养生研究的新课题。我结合自己数十年来的教学和科研体会，深刻感悟出了养生的核心和关键就是一个"全"字，大道至简，养生必全，因此率先倡导"全养生"理念。

　　《黄帝内经》的"德全不危"和《吕氏春秋》的"全生为上"等均反复强调养生保健之本在于全面调摄、综合保养。

第一章
养生的核心要义

什么是"全养生"

　　现在人们的生活水平提高了，几乎很少有人吃不饱、穿不暖。生活好了，人们关注的焦点问题也就发生了显著变化。平时大家聊天都关心怎么吃有营养，怎么吃才健康，越来越关注养生，主动学习养生知识。然而，现在的养生领域说法多得让人无所适从。比如今天说吃素有利于健康长寿，隔天又举出很多老寿星特别喜欢吃肉的例子；今天说养生要静养，明天又说经常运动有利健康，让人不知究竟如何才对！

　　前几天，我在小区碰到楼上的邻居大娘正拎着一大袋黄豆往家走，于是就聊了起来。这位邻居大娘说："养生节目里说豆浆最有营养了，又能补钙，又能提供大量蛋白质，还不怕得高血脂。我们家现在天天打豆浆喝。"我听了笑着说："豆浆是好，可也不必天天喝。你们家老李不是胃不好吗，他天天喝豆浆也不好。"经我这么一提醒，邻居大娘赶忙说："老李喝了后，总觉得胃胀，不舒服，我以为是他消化不好，难道这跟豆浆有关？"

　　从中医学来讲，黄豆偏寒性，在消化酶的作用下，豆浆容易产生胀气，有腹胀和爱拉肚子的人最好不要多喝。另外，患有慢性浅表性胃炎的人最好也少吃黄豆制品，因为豆浆之类的豆制品会刺激胃酸分泌，不但不利于自身健康，还可能加重病情。老李喝豆浆后觉得胃胀不舒服，应该就是这个原因。

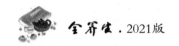

听完我的解释，邻居大娘连连点头说："看来这好东西也不见得对谁都好啊。"

就像邻居大娘说的，很多养生方法虽然很好，但不见得人人都合适。人体就像一台精细复杂的机器，你不能只用一种简单的护理方法，来保证整台机器不出任何毛病。人的生命过程充满了各种不确定的因素，但有自己的规律。所以我们需要掌握全面的、科学的养生理论知识来养护自己的身体。

作为一个长期从事养生研究的专家，我时常思考养生的关键到底在哪里？养生的核心又是什么？这些问题可以说是我从事学术研究的重点，也是数千年来历代养生家们反复研讨、实践的问题。在30多年的工作实践和反复思考中，我汲取古今圣人的智慧，研究各种各样的养生学说，渐渐悟出了一个大道理——养生是个系统工程，关键应该落在一个"全"字上，也就是"全养生"理念。

那么，什么是"全养生"呢？"全养生"就是说养生要贯穿我们的生命始终，从十月怀胎到临终关怀，都要按照每个生命阶段的生理、心理特点，全面把握养生之道，让身心与天地融为一体，最终达到健康长寿的目的。

在《黄帝内经》里，古人详细描述了一种善于养生的"至人"，他们能做到"淳德全道，和于阴阳，调于四时，去世离俗，积精全神"，这种人是可以"寿敝天地"的。也就是说，一个人如果修养淳厚，能全面把握养生的大道，那么他就能与天地同寿了。

21世纪人类最重要的问题是什么？80多位诺贝尔奖获得者曾在纽约聚会讨论，得出的结论是"健康"。健康应该包括生理、心理、社会、道德、环境五个方面，这就是新世纪我们的健康观。

我所提出并倡导的"全养生"理念，融汇古今，不仅传承了《黄帝内经》的古老智慧，也符合现代健康的新标准，顺应了生命规律，全面揭示了养生的核心与关键，更符合现代人的身体现状和养生目标。

常见养生误区

现在，各种养生节目、养生专家从中医学讲到西医学，从古代养生术讲到现代养生法，各种养生观念充斥着人们的生活。在这样的养生潮流和环境下，很多人却没有形成正确的养生观，反而走进了一些养生误区，引发了不少的健康问题。下面我谈几个比较流行的养生误区，不妨看看你有没有这样的错误认知。

※ 误区一：养生只是多吃水果、多运动？

有一种说法是：一天一苹果，医生远离我。苹果的营养价值，确实是没得说，中医学认为，苹果能生津止渴、润肺除燥、健脾益胃、养心益气，还有润肠、止泻、解暑和醒酒的功效。现代医学研究发现，苹果里的维生素C有利于保护心脑血管，对心脑病患者有好处。苹果中的胶质和微量元素铬还能保持血糖的稳定，并能有效地降低胆固醇。苹果还能防癌，预防铅中毒，算得上是"全方位的健康水果"。

多吃苹果当然很好，但如果每天吃一个苹果，可经常晚上不睡觉，白天起不来，吃东西没个节制，又是喝酒、又是抽烟，或者整天除了坐车，就是坐沙发上，缺乏运动，那就算吃再多苹果，估计也不会远离医生而不得病。所以说健康不仅仅在于吃没吃苹果，而在于有没有一个全面健康的生活。

再比如香蕉。香蕉是一种高热量的水果，富含碳水化合物和蛋白质，还有少量的脂肪及多种微量元素及维生素。吃香蕉能促进食欲、帮助消化，还能保护神经系统。香蕉里面的镁元素能让肌肉松弛，缓解精神压力，还有助于缓解便秘。虽然有这么多好处，但是不是就应该多吃，人人都吃呢？其实不然。从中医学角度来讲，香蕉性寒，具有清热解毒、利尿消肿的功效，对那些胃寒、有虚寒表现的人就不适宜多吃。虚寒症状包括容易拉肚子，容易发晕，肾虚者在中医学上也属于虚寒，这些人最好少吃，或者不吃香蕉，或者将香蕉蒸熟再吃。

与吃水果一样，经常运动锻炼的人，也不见得就一定会健康长寿。我认识一位企业家，他早年艰苦创业，养成了勤奋、坚毅的品格。40多岁后事业顺利，不需要天天辛苦地守在厂子里或者到处奔波。当身体到了要好好保养的阶段，他却信奉的养生法就是坚持运动。每天天不亮，他就在住处附近的林子里跑步、做操，天天如此，从不间断。后来有一天突然觉得身体不舒服，去医院检查才发现患上了肺癌，而且已经到了晚期。这个企业家怎么也想不明白，自己天天锻炼，身体一直都很好，始终没什么大问题，怎么会突然得了这个要命的病呢？

这个企业家的问题出在他只知道运动能健身，却不懂得如何正确运动，如何全面养生。他每天坚持天不亮就跑步，可这个时候，正是一天里空气质量最差的时段。他居住的地方附近，虽然有树林，但周围的工厂也不少，空气里含有大量的废气和污气。人在运动中，肺活量变大，呼吸加快、加深，你想想，天天大量呼吸这些污浊的空气，能不得肺病吗？

还有一个糖尿病患者，在确诊为糖尿病以后，他认为运动有利健康，就觉得自己应该加强锻炼，坚持这样就能迅速恢复健康了。这个病人原先没有经常运动的习惯，于是得病后坚持天天跑步，每次都跑得满头大汗，气喘吁吁。半年后，当他再检查时，发现糖尿病的病情没有好转，反而加重了。这是怎么回事呢？原来，人在运动时需要消耗大量体能，体内的胰岛素水平会升高，帮助人体分解糖元，释放能量。可是患有糖尿病的话，剧烈运动时体内的胰岛素水平跟不上身体消耗的需要，就会促使血糖升高，造成脂类代谢异常，反而会加重病情了。

那是不是说患上糖尿病的人就不能运动了？也不是，对糖尿病患者来说，适度的运动才能促进身体康复，但不能进行跑步、打球等剧烈运动，而适合散步、漫步，或者游泳、打太极拳等有氧运动。

误区纠正：我们不能把养生简单化、片面化，必须综合考虑自身的情况，选择性地进行调养，才可能取得预期的效果，达到合理养生的目的。

世界卫生组织（WHO）曾指出，人的健康7%取决于气候与地理条件；8%取决于医疗条件；10%取决于社会条件；15%取决于遗传因素；60%取决于个人的生活方式。可以说，"一个人20年前的生活方式，决定他20年后的身体状况"，而生活方式却涉及我们日常生活的方方面面。因此，如果只注重生活的一个方面，而忽略了全面调理、综合调养，没有形成良好的生活习惯，就会出现各种各样的健康问题，危害到自身的健康。

※ 误区二：养生只是老年人的事？

有时候我和年轻人谈起这种情况，他们绝大多数人都不在乎，觉得自己晚上熬夜做事效率高，白天只要补补觉就好了，身体照样很棒。年轻人正处在身体机能上升阶段或高峰期，不容易疲劳，就是劳累过度，只要及时休息也能迅速恢复体力，这种情况让很多年轻人觉得自己的健康状况不用担心，就是透支健康也没事。要是跟他们说养生，说规律作息有利于保护身体时，他们会觉得这没必要。在他们的观念里，养生只是老年人的事，是身体已经衰老时才应该注意的。

前几年，在网上有一个点击量非常高的博客，博客的主人叫于娟，是复旦大学的一名讲师。她求学时非常勤奋，从来没有在凌晨一点前睡过觉。从本科读到硕士，再读到博士，然后出国留学，总共拿下了两个硕士学位和一个博士头衔。工作后，她承担了国际、国家和省市级的多种研究项目，每天忙得团团转。高负荷的学习工作让年轻的于娟觉得充实，也很有收获，可她没有意识到，越是繁忙越应该好好保养身体。不断地透支健康使30岁出头的她患上了乳腺癌，而且癌细胞很快就扩散到全身。

患上癌症以后，于娟才开始反省自己的生活。她后悔以往不注意身体、忽视健康，导致自己在人生、事业正处在上升期的时候突然病倒。她在博客里写下自己的经历和感悟，劝告年轻人千万不要像她一样玩命地工作，而是要珍惜生命，从生活点滴中学会养生，热爱生活。

像于娟这样的情况不是个例，我们经常能在新闻上看到企业家英年早逝、刚毕业的年轻人猝死在工作岗位上的消息。这些消息让人吃惊，让人纳闷，现在生活条件好了，医疗水平也大幅度提高了，怎么年纪轻轻的人却会患上各种各样的老年病，还那么容易去世呢？

所有这些都跟人们日常保养不到位有关，很多人仗着自己年纪轻、身体好，不知节制，不知道正确的保养，才造成了身体早衰，没有老就得上老年病，不要说长寿，就是健健康康活到老都难。

我有个朋友，他儿子大学毕业后进了一家公司做销售。小伙子脑子灵活，酒量也好，领导经常带他到酒桌上谈生意，让他跟客户喝酒。刚开始小伙子还不觉得怎样，后来时间长了，他爸爸担心，就劝他少喝酒，少吃大鱼大肉。小伙子不听，说他自己天生体质好，怎么喝都不会醉，怎么吃都不会胖。几年以后，小伙子虽然没胖到身体走形，可体检下来却发现了"三高"。到这时，小伙子才明白自己以前太乐观了，赶忙找我请教养生防病的方法，还下决心改变以前不加节制的饮酒习惯。

根据有关调查统计，现在患有肥胖症、冠心病等疾病的人群，有20%的人都属于40岁以下的年轻人，糖尿病的发病年龄也提前到35岁，像失眠、高血压等传统性以老年患者为主的"老年病"现在都年轻化了。这些数据都表明，现在年轻人"早衰"已经成为一个发人深省的可怕现象。

只知道挥霍健康的年轻人，很容易患上各种疾病，提前进入衰老状态，很多老年时显现的疾病，其实在年轻时就种下了病根。近些年，医学科学家们就发现，冠心病是中老年人最容易患上的心脏疾病，可引发冠心病的主要原因是动脉粥样硬化，则可能在青年时代就已经出现，甚至在儿童或婴儿期就有了。有人提出，预防冠心病可以从婴儿喂养期开始，青年时期同样也不能忽视。

误区纠正： 大量的事实和研究表明，越早养生的人，越容易获得健康长寿的身体资本。所以说养生不仅仅是老年人的事，应当越早越好。

※ 误区三：常吃补药，就能健康？

传统中医学讲究养，讲究补，数千年积累下来的食补和药补经验，可以说深入人心，一提到补养，几乎人人都能说出几样食物和中药的补益功效，可见其普及的程度。

具备了这样的文化传统，加上人们生活水平的提高，现在越来越多的人相信经常吃补药就能保健康，而且讲究吃补品、吃保健品来养生。要说注重养生是好事，可这种不分个体差异的盲目进补、迷信补药的倾向，恰恰是养生的一大误区，不但不利于健康，可能还会成为"夺命毒药"。

有一次，一个亲戚打来电话，说他家女儿浑身燥热，整晚失眠，总觉得口干舌燥，要不停地喝水。这听着好像是热证，我仔细地询问了情况，想判断她具体是什么病，结果发现没有更明显的症状，就特意问起了那姑娘最近的饮食。这亲戚说她刚刚退休在家，专门给女儿做饭。为了让女儿吃得好、吃得健康，她从电视上学会了用中药材煲汤。一罐鸡汤里，她加进去了人参、黄芪和红枣，熬出的汤甜甜的，的确好，一家人都喜欢喝。

我听了后恍然大悟，这显然是"汤"惹的祸。人参、黄芪和红枣都属于温补型的药材，喝了以后能大补元气。尤其是人参，《神农本草经》里记载说人参能"补五脏、安精神、定魂魄、止惊悸、除邪气、明目、开心益智"，还说"久服轻身延年"，是功效很强的著名补药。现代研究证实：人参可以延长细胞寿命，改善大脑功能，提高免疫力及抗病能力。对于身体虚弱的人来说，吃人参还能消除疲劳，促进食欲，起到保健的作用，但对于身体健康的人来说，吃人参如同画蛇添足，不但对身体无益，还有可能让精神亢奋，导致失眠。如果属于实热体质，就更不能吃人参类补品，要不然会火上浇油，没病都会吃出病来。

还有一阵，社会上流行补肾，各种补肾的成药和煲汤都很受欢迎，很多人都觉得不管肾虚不虚，补一补没有坏处，只有好处。有天晚上，医院急诊室送来一个中年人，他捂着胸口喘着气，满脸痛苦。检查后发现他心律不齐，询问起他这次发病的经过，他说他心脏原本就有些问题，跟朋友一起聚餐，点菜时老板推荐了特色菜"附子羊肉煲"，说这道菜有壮阳补肾的功效，吃了可以强身健体。他们都觉得自己到中年了，补补也挺好，于是就点了这道菜。可刚吃完没多久，他就感到胸闷，心口一阵一阵揪着痛。朋友们怕他出事，就赶忙把他送到了医院。

这位病人可能不知道，就是那道壮阳补肾的"附子羊肉煲"，引发了他的心脏病。中医学认为，羊肉性热，具有温阳散寒的作用；附子也有温阳的作用，善于治疗阳虚、肾虚。可是，附子里含有一种叫乌头碱的成分，却具有很强的毒性。乌头碱会使人神经兴奋，引发各种心律失常，损害心肌。这位病人心脏原本就不好，吃了这道用附子煲出的羊肉汤，自然就出了问题。

俗话说"是药三分毒"，不管是治病的药，还是补益的药，它们在发挥药效的同时，或多或少都会对身体带来一定的损害。有经验的中医医生在开治病的药方时，都会留意药效过度的情况，在方子里加入一点起中和作用的药。治病用药是这样，那么日常吃补药的时候更不能偏颇，盲信一些药物的补益作用，实不可取。

我还碰到过一个病人，年龄较大，患有常见的老年病。他来就诊的时候萎靡不振，说自己最近没有食欲，不想吃饭。我详细询问了他当时的生活作息，发现他一天到晚都在吃药，有治病的药，也有孩子买给他的补药。我听了就感叹说："这怎么行呢？人主要是用食物来补养，你满肚子的药，还怎么吃得下饭？"补药再好，它也就是个补益不足的东西，绝不能替代日常饮食。所以，认为常吃补药就能让身体健康，其实是很大的一个误区。

误区纠正：古人常说"药补不如食补"，就是说只要日常吃好，身体健康，那就完全用不着再吃什么补药了。一个人能不能健康长寿，与个体的成长情况、生活环境等都有关联。只有遵循人体成长规律，根据个人具体情况来进行合理调养，才能真正实现健康长寿的目标。

※ 误区四：坚持素食，有利健康？

近些年来，肥胖在我国成为危害人体健康的一大重要因素。针对这一情况，有的人指出，很多西方国家在肥胖增多情况下提倡吃素以减肥，结果让很多人产生误解，以为素食更有利于健康，各地各处的素食馆也开得越来越多。如果不加分析地模仿西方提出食素减肥，甚至提出：肉是酸性食物，常吃对人体危害很大；蔬菜、大豆、小麦、大米等素食是碱性食物，可为人体提供足够的营养。不管具体情况，拒绝一切肉类食物，真的是素食健体、食肉有害吗？

我曾经接待过一个病人，是个正在长身体的女孩子。孩子的妈妈说她个头矮，身体偏瘦。我替孩子把脉之后，问："孩子这样的情况持续多久了？"妈妈说："大约有两年了吧，发育得很慢。"看着白白胖胖的母亲，再看看瘦弱的孩子，我笑着问："这孩子一直跟着你一起生活吗？"她说："不是，她跟奶奶生活，今年才接回来，因为还有她弟弟需要养护，我实在忙不过来。""她跟奶奶生活了几年啊？"，"已经有三年多了。"我看了孩子的眼睛和舌苔，说："小孩的健康没问题，就是有些营养不良啊。"孩子的妈妈很奇怪："没少给孩子吃饭，怎么会营养不良呢？"我又继续问："可能是家里饮食不均衡吧？她奶奶吃饭有没有偏食的习惯？"那位妈妈这时才想起来这个问题，孩子奶奶信佛，非常虔诚，从来不沾荤腥，连鸡蛋都不吃。我告诉她，估计孩子的情况与常年跟着奶奶吃素有关，然后给她提出了一些改善营养的建议，坚持下去，就会改变过来。确实，孩子营养不良，首先要从家庭饮食结构找找原因。

我们再来分析一下，为什么西方国家的人提倡吃素？大家都知道，西方国家是肉制品消耗大国，他们的饮食习惯偏重于肉食，所以肥胖与荤食过多有很大的关系。相比之下，我国各地饮食习惯虽有差异，但主食都是小麦、大米等植物性食物，餐桌上本身就以素食居多。

从营养学角度看，植物性食物主要提供的营养成分是淀粉、糖类、植物性蛋白和各种维生素，而肉食则可提供充分的蛋白质、脂肪和脂溶性维生素。两大类食物所提供的营养素对我们人体来说，都是非常重要的，缺少哪一方面都对健康有害，而不是有利，值得予以重视！

肉食对于人体健康自然是非常重要的。先说说人体所需的多种必需的蛋白质，这些成分人体无法自身合成，却又跟我们的免疫功能密切相关，缺少它会直接影响个人体质，所以必须从肉食中摄取。再说说脂肪，它除了作为人体的能量储备之外，也是构成人类神经元的基本物质，如果脂肪匮乏，很可能影响人体的智力发育，然而有很多人觉得它是自己肥胖的根源，是有害的，显然这种认识相当不正确的。

除此之外，肉食还可提供铁、锌等微量元素，一些植物性食物中也有微量元素，但含量远不如肉食丰富。比如我们所说的红肉，就富含维生素 B_{12}，这是人体造血所必需的物质，很多素食者面色苍白，气力不足，就是因为造血功能偏差，出现明显贫血导致的。所以身体虚弱，或者刚刚做了手术需要恢复体力的人，可适当吃些红肉，也就是用猪、牛、羊肉来补充体能。缺铁性贫血患者就可通过多吃一些瘦肉、菠菜、猪肝等进行食疗，通常都会有较好的效果。肉类中的白肉，也就是鱼、虾等肉食脂肪含量较低，不饱和脂肪酸含量较高，常吃可有效预防心脑血管疾病，所以说，素食健康，食肉有害确实是一个认知误区。

事实上，我国著名的长寿地区的人，很少有纯素食的习惯，基本都是合理的荤素搭配。国外也是同样。例如我国的近邻日本，其国民的健康水平整体很高，走在街上，几乎看不到大腹便便、身体臃肿的肥胖人。日本人的平均寿命也很长，长寿人口数量在全球范围内也排在前列。然而日本的素食者很少，他们几乎每餐都吃鱼，同时搭配一定量的米饭和蔬菜，饮食习惯比较合理科学。

科学证明，不管是人体的生长发育期，还是年富力强的青壮年时期，都需要均衡的营养来保证身体健康与成长，来维持最佳的身体机能。到了老年，也别只是因为消化功能减弱的原因就完全杜绝肉类食物。充足的营养不仅可以增强免疫力，还能延缓肌肉的衰退，对老年人有益而无害。当然，老年阶段可减少不好消化的肥腻肉食，可以多吃一些瘦肉、鱼等，也可煮肉汤喝，对于出于宗教信仰规定，必须吃素者可以例外。

误区纠正：提倡荤素搭配，略微偏素为主的良好饮食习惯。要明白造成人体肥胖的根本原因并非肉食，而是高热量、高糖分的食物，以及饮食不均衡。要想真正进行饮食养生，就必须注重荤素搭配，日常饮食可以素食为主，肉食为辅，减少高热量、高糖分的食物，以及可口可乐等含糖饮料、油炸食物等。对于肥胖症、高脂血症患者，偏素饮食，对于改善临床症状也是很有益的，但也要根据各自具体情况进行荤素合理搭配，才算科学！

※ 误区五：要想健康，过午不食？

一个参加禅修训练的朋友曾经给我说，大师告诉他要过午不食，每一天的晚饭就不要吃了。大师还告诉他了许许多多不吃晚饭的好处，比如可以减少饮食负担，让肠胃得到休息；也可以让身轻心安，血液得到净化。

过午不食真的好吗？是不是晚上不吃饭，更有利于健康呢？这是近些年来不少人比较关注的问题，也是常常让我来进行解释的常见问题。

首先，我们说一说过午不食的由来，这本来是佛家戒律，相传是佛陀为弟子们制定的规矩，最早的提法是"不非时食"。佛经《舍利弗问经》里记载，佛陀告诫弟子说："诸婆罗门，不非时食；外道梵志，亦不邪食。"也就是修禅的人，不能在规定许可的时间以外吃东西。按佛家规定，正午以后一直到次日黎明，都是非时，也就是不能吃东西的时段，久而久之，大家就演变成过午不食了。

佛门弟子出家修行，每天的活动以静坐禅修为主，他们过午不食的目的是有更多时间去坐禅悟道，同时减少身体的各种欲望，容易禅定。每天静坐，消耗的能量相对较少，少吃食物对身体影响不算很大。可是，我们正常人每天活动的消耗远远高于静坐，如果采纳过午不食，恐怕不但收不到养生效果，反而会损害到自己的健康。

我以前遇到过一个刚刚退休的老师傅，他身材肥胖，有高血压、高血脂，退休以后就想好好养生，调理一下健康。但是，他听别人说过午不食可以减肥，还能改善高血压、高血脂的问题，就开始自作主张坚持不吃晚饭。结果不到一个礼拜，他就陷入一堆麻烦，晚上睡不好、胃也闹毛病、脾气还变得焦躁，经常出现胸闷及心慌等情况。跟我说起这事，我直接劝他赶紧停了过午不食的做法。身材肥胖，饿当然也能饿瘦，但这个过程带来的副作用，远远超过减肥的效果。

众所周知，长时间不吃晚饭会给身体造成很大损害，首先受害的就是胃。胃的主要作用就是将食物变成食糜，让食物更容易消化吸收。为了分解食物，胃会自动分泌胃酸，如果长时间不进食，胃酸就会反过来侵蚀胃黏膜，反而损伤胃肠功能。长期挨饿，胃动力和消化功能都会减弱，没有了好胃口，我们又怎么给机体提供充足的营养，怎么保证人体最基本的健康？

另外，经常不吃晚饭的人，还会影响大脑功能，造成记忆力减退、注意力不集中等问题。我们经过一天的活动，到了晚上我们身体里的血糖含量会下降，如果不吃晚饭，不及时补充一定的糖分，大脑的血糖供给减少，自然就出现功能减退的问题。

从中午到第二天凌晨，大约有十多个小时，如果不吃晚饭，这么长时间空腹还可能影响胆囊及胰腺的状态。胆囊分泌胆汁，胰腺分泌胰岛素，这两种物质分别有消化食物、分解糖类的功能，如果晚饭不吃，长时间空腹，胆囊和胰腺就无法正常工作，分泌的胆汁排不出去，则会升高胆结石的风险，胰岛素如果分泌紊乱，很可能引发糖尿病，甚至出现胰腺癌。

如果坚持晚饭不吃饭，空腹睡觉，持续的饥饿感常常会让人处于兴奋状态，进而造成失眠，而失眠的人容易出现脾气暴躁，不利于高血压的控制，所以晚饭不吃，很可能加重病情，而不是改善病情。

听我说完之后，那老师傅才恍然大悟，连连点头。我告诉他要减肥，不能不吃晚饭，正确的做法是营养均衡，加强运动，至于晚饭，当然可以少吃一点，吃简单一点。

误区纠正：晚餐跟早餐一样，都不可或缺，它是我们能量补充的一个重要环节，如果舍弃了晚餐，人体整个身体的正常规律都会受影响，营养代谢和血液循环也会出问题。对于平素一日三餐的人来说，突然不吃晚饭肯定是不对的，但晚饭少吃一点是可以的。所谓晚饭少吃口，活到九十九。晚饭吃少一点，可以让人的胃肠及整个消化系统，既能保持稳定的工作状态，肠胃的负担又不至于过重。晚餐少吃一口还有助于睡眠，在给身体补充足够的能量，也不会有饥饿感影响大脑活动，晚上的睡眠更安稳踏实。晚餐少吃一口，吃清淡一点，还可有效降低心脑血管疾病的发病率，减轻心脏的负担。所以，对于我们绝大多数人来说，晚餐无论如何都要吃，宁可吃早一点，吃少一点，也一定要吃，不要放弃晚餐。

特别提醒：对于长期上夜班的人，建议晚饭不但要吃，还要吃多一点。熬夜加班的人，还要吃点诸如粥、面等容易消化的宵夜，有利于自身健康的呵护。

了解生命周期 ✒

※ "女七"与"男八"

人的生命本应能活一百二十岁，这一百多岁说长不长，说短也不短中毫不例外地要经历人的生命周期。每一个人从出生的婴儿到变成白发苍苍的老人，不管是从外在的身高和外貌，还是内在的智慧和修养，都会发生非常大的变化。这个变化是连续的、渐变的，每个人都得遵循一个正常的成长规律。

关于人的生命周期，我国古人很早以前就总结出了一套完整的规律。著名医典《黄帝内经》就把人的一生划分为生长期、壮盛期和衰老期，又根据人的肾气和天癸的盛衰，把人生细分为多个阶段，可称为"七八"周期。这个"七"是指女人按七的倍数成长变化，"八"则是男人按八的倍数成长变化。

说到肾气和天癸，这是中医学里两个比较重要的生理概念，它们跟人的生命力和生殖能力有关。肾，在中医学里的含义远远大于我们现在所知道的"肾脏"，它不但包括肾脏，而且又涉及西医学的泌尿、生殖、内分泌以及中枢神经等系统。中医学认为，肾是先天之本，是人的立身之本，内存元阴和元阳。《灵枢·经脉》上说"人始生，先成精"，而肾就是藏精的地方。肾藏精，因此肾主管人体的生长发育，肾气的盛衰直接关系到人能不能正常发育并繁衍后代，以至于最终的衰老。"天癸"指的是能让人生命旺盛的性功能，"天"是说人的生殖能力来源于先天，而"癸"说明这种能力的本质属于天干中的癸水，具有阳中之阴的意思。根据明代名医张景岳的解释，天癸来源于先天之精，具有化生精血的独特功能，因此就能让男人、女人具有繁育后代的能力。

《黄帝内经》指出，女子 7 岁的时候"天癸至"，肾气开始旺盛，牙齿和头发开始茂密生长；到 14 岁的时候，女孩逐渐成熟，月经开始来潮，就具备了生殖能力；到 21 岁的时候，女子的肾气平均，发育基本完成，生命进入到一个稳定期；28 岁时，女性的生理状况达到顶峰状态，这时筋骨强健，精力也很旺盛，是女人生育后代的最佳时期；35 岁的时候，女性开始衰老，肾气衰退，容貌会逐渐变得憔悴，头发也开始掉落；42岁时，女性的衰老会加剧，面容更加憔悴，头发也开始发白；到49岁的时候，女性就进入到绝经期，这时女性的相貌容颜会呈现老态，也没有生育能力了。

与女人相比，男人的成长和衰老都要慢一点。《黄帝内经》里说男子8岁时"天癸至"，也就是从8岁开始，男子的肾气才逐渐旺盛，牙齿头发渐渐茂密，逐渐成长为少年；16岁时男子的生殖系统得以发育，具有了生殖能力；到24岁时，男性肾气平和，身高达到极限；"四八"32岁时，男性的生命力达到顶峰状态，这时男人肌肉强健，肾气充盈，精力旺盛，是事业发展的最佳时期，也是男性最佳的生育期；40岁开始，男性的肾气逐渐衰落，出现体力不支、头顶脱发的症状；到48岁时，男人的衰老就会显现在面容上，也就是面色黯淡，头发开始发白；"七八"56岁时，男人的肝气衰微，精气明显不足，这时筋骨强健和人的力气都会大大减弱；到了64岁时，男性就"天癸竭"，肾脏衰弱，生殖能力逐渐丧失，形体和外貌也发生很大变化，大多数人到这时牙齿和头发都会出现脱落。

《黄帝内经》概括的这个"女七男八"的生命周期，就现在看来，也比较符合人的成长规律。人生经历的不同阶段，其生理、心理状态都不一样，按照不同阶段的状态进行顺应身体的保养，也就是按年龄、分阶段全程养生，自然具有实际的养生意义。

※ 生命的"十岁"周期

除了根据生殖能力来划分人的生命周期外，《黄帝内经·灵枢》还以五脏六腑气血的盛衰来划分生命周期，这就是"十岁"周期。

《灵枢·天年》里说"人生十岁，五脏始定"，也就是说，人大概在10岁左右的时候，身体的脏器开始稳定下来，这时候"血气已通，其气在下"（《灵枢·天年》），人的气血都在根部，因此小孩子们精力旺盛，特别喜欢跑跑跳跳。

到20岁的时候，人"血气始盛，肌肉方长，故好趋"（《灵枢·天年》），这时年轻人气血开始旺盛，筋骨肌肉逐渐强壮，喜欢大步快走。"趋"就是快步走的意思。

到了 30 岁，人"五脏大定，肌肉坚固，血脉盛满，故好步"(《灵枢·天年》)，这时人的五脏六腑都基本稳定下来，肌肉生长到顶点，气血达到盛满状态，因此走路时就变得稳健平和。

40 岁时，人的"五脏六腑、十二经脉，皆大盛以平定，故好坐"(《灵枢·天年》)。到这个时候，人的各种器官和组织都开始盛极而衰，开始走下坡路了，人的肌肤腠理开始出现变化，容貌开始衰老。这时候，人也不像年轻时候爱跑爱走，而是喜欢坐着，不愿意多活动。

进入 50 岁，人"肝气始衰，肝叶始薄，胆汁始减，目始不明"(《灵枢·天年》)，这时人的肝胆功能开始衰退，人就容易眼花，视力衰退。

60 岁时，人"心气始衰，苦忧悲，气血懈惰，故好卧"(《灵枢·天年》)，这时人的心气减弱，思维能力开始减退，身体的气血都处在停滞的状态。我们可以发现，很多人过了 60 岁，都不再喜欢运动，而且想问题也很难想得全面，让人觉得这时老年人的体力和脑力都大大减退，再也不能像年轻时候一样。这都是这个年龄段的特点。

到了 70 岁，人"脾气虚，皮肤枯"(《灵枢·天年》)，这时脾胃开始虚弱。脾胃是人获得后天之精气的根本，一旦脾胃不好，饮食和消化就出问题，人吸收的营养精华减少，身体就会更衰老，皮肤也会变得干枯。

80 岁时，人"肺气衰，魄离，故言善误"(《灵枢·天年》)，这时人肺气衰败，全身的气血都大幅度减退，会出现魂魄分离的现象，因此老年人会说话不太清楚，或者颠三倒四。

90 岁时，人"肾气焦，四脏经脉空虚"(《灵枢·天年》)，这时候，人的生命活力就更衰败了。因为肾气是人生命的根本，人到这个年纪，肾气一衰，人全身的气血都随之空虚，当然就没有多少活力了。

到了 100 岁时，人"五脏皆虚，神气皆去，形骸独居而终矣"(《灵枢·天年》)。到这时，人的五脏六腑都已经很虚弱了，根本就没有什么精气神，思考力、想象力都没有了，人如同只剩下的一具躯壳一样。

从《黄帝内经》的描述来看，"十岁"周期注重的是人的五脏六腑的发展衰变过程。我们可以看出，人体的重要器官从婴幼儿时期的"不定"，到最后的"大定"，然后再出现先后衰老，是一个渐变的过程，我们可以在不同的年龄段，针对不同的衰老情况进行调整和保养，这样一定比盲目、简单地吃补药、营养品要好得多，不可不知。

※ 人生四十"分水岭"

现在有不少人认为养生只是老年人的事，就因为没有建立良好的养生观念，很多年轻人、中年人都很少在意自己的身体健康问题，过分相信自己的身体本钱，年轻人经过多年打拼，逐渐成为工作上的骨干，家庭中的支柱，到了中年，更要承受各种责任和压力，很容易忽略健康问题和保养问题。

我有一个四十几岁的病人，第一次来看病的时候是家里人硬逼着来的。我看了看他的脸色，给他按了脉，问他是不是经常熬夜，他说："我一直有熬夜的习惯，这么多年从没出过问题，习惯了，没事的。"还强调说他身体一直很好，连感冒都很少得。我又问他是不是最近总觉得累，晚上睡觉还爱出汗。他想了想说，还真是这样。我给他说，这是肝阴亏损，要是还不注意，恐怕以后会得肝病。

过了几个月，这个病人再次来看病，他的症状较前更明显了，检查后诊断为乙肝，需要住院治疗。这个病人很难相信自己得了这么一个病，一个劲地感叹自己年轻时身体多好，怎么劳累辛苦都不觉得。我给他说，人活过了四十岁，就算过了一道分水岭，这后面的岁月是开始走下坡路的，要是还像年轻时那样折腾，身体肯定就撑不住了。

《黄帝内经》里有一句话，说"年四十而阴气自半也，起居衰矣"（《素问·阴阳应象大论》）。什么意思呢？就是说，不管男人还是女人，过了四十岁，肾气就损耗了一半，日常起居就不像年轻时那样充满活力和生机，而变得有些衰弱了。这里的阴气，就指的是肾气。

在中医学里，肾是非常重要的一个脏器，但中医学里的肾的含义要比现在我们所说的肾脏宽泛得多。概括而言，中医学里的肾包括西医学的肾脏，还涉及泌尿系统、生殖系统等。肾主水，肾藏精，因此肾是五脏之本，也是先天之本。所谓的"精"是指人本身具有的生命活力，它决定着我们的健康状况和精神面貌。我们常常说那些身体健康的人很有精神，其实就是这么个意思。

说到精气，古代的医学家们认为，人的精气分先天之精和后天之精。先天之精是先天具有的，从父母那里继承而来。这个很好理解，一般身体健康的父母，生养的孩子也健康，要是父母双方或者其中一位身体较弱，孩子就可能也弱，当然这个也不是绝对的。后天之精是指人在出生之后，通过饮食获得的精气，源于后天养成。俗话常说"先天不足后天补"，这个精气就是这样的。先天精气不足的，如果后天调养得当，就可能有一个好身体；相反，如果不管不顾，那自然不会变好。一个人的健康和寿命，是受先天之精和后天之精的共同影响而决定的。

肾藏精，当人从儿童长大成人，精气逐渐旺盛，此后结婚生子、拼搏事业都很耗精力。在成年阶段，人的生长发育基本稳定，可说是进入到一个精气消耗略大于累积的阶段。医学研究也证实，人大约在 25 岁的时候，身体各项机能都进入高峰期，从 30 岁开始，衰老就缓慢地发生了。到了 40 岁左右，人体就像《内经》所说的"阴气自半"，生命活力消耗了一半，这时人的身体和健康状况就会发生比较明显的变化。我们看看身边的朋友，或者回想一下自己的身体状况，就会发现过了四十岁，很多时候都有力不从心的感觉。明明以前爬个几层楼没关系，可现在没走几层就得喘气，还总想坐着不动；明明以前又是工作又是应酬，忙得团团转也能应付，可现在稍微熬几次夜，就觉得累得不行。所以，从人的生长周期来看，40 岁左右很重要，很多养生专家特别注重中年养生，强调中年人如果能够保养好自己，就能有效推迟衰老，就是这个道理。

何谓阶段养生

了解了生命周期的划分，使我们对人生的成长和衰老，就有了一个具体的认识。总体来讲，年轻人的主要特点就是精力充沛、好动、有闯劲；中年人一般身体健壮、行事稳重；到了老年，体能下降，脑力也大不如前。每个年龄段的情况差距这么大，显然不能用一种养生法进行，整个一生的养生保健，而应该根据各阶段的特点进行养生。根据生命进程不同阶段的生理特点，采用不同的养生方法，这就称为阶段养生。

早在春秋战国时期，著名的儒家大师孔子就提出："君子有三戒：少之时，血气未定，戒之在色；及其壮也，血气方刚，戒之在斗；及其老也，血气既衰，戒之在得。"可以说开创了我国阶段养生的历史先河。

孔子认为，人在年轻的时候，血气渐渐旺盛，身体还没有稳定，所以要戒色。从《黄帝内经》划分的生命周期来看，年轻人从"天癸至"，具有生育能力，到真正气血旺盛，要经过近十年的时间，也就是从人的少年到青年时期。这个时期的人性格易于冲动，具有很强的好奇心，开始对"性"感兴趣，这一阶段的年轻人普遍看重爱情，为了爱情私奔、甚至殉情，因为失恋而痛不欲生，或者变得暴躁，但随着年龄增长，就很少再这样了。所以，孔子提醒人们，这个时期一定要戒色，要将注意力分散到生活的其他方面，专心求学，多做运动，这样身心才能更健康、更完善。

中年时期人"气血方刚"，尤其结婚了，孩子也有了，感情上已经稳定下来，生命状态处在最旺盛、最稳定的阶段，事业正是发展的时候。这个时期的人一般最看重什么呢？那就是事业是否成功，家庭是否幸福。在不知不觉中，人就陷进一个好争斗的状态，什么事情都喜欢跟人比一比、斗一斗。有些人为了名利，勾心斗角、不择手段，非要斗个你死我活才行。毫无疑问，这种好斗的心理，非常不利于健康，常常会给人带来巨大的精神压力，也会快速损耗人的精力，加速衰老。从日常生活里我们就能看出来，那些心气高、喜欢跟人争斗、经常耍手段、玩心眼的人，到了中年以后，就容易患病；那些心胸宽广、开朗乐观又随和的人，其身体会更健康。所以，孔子说，中年时期要戒斗，从容坦荡，才有利于健康。

老年时期，人生已经过了大半，很多人已经获得了名和利，过上了风光的日子。衰老来临，人最容易产生的心理，就是害怕失去拥有的一切。比如，官场上有一种现象，就是很多官员一直秉公守法，但在退休前却行贿受贿，或利用职权给亲戚、子女安排工作等，打点身后的事。为什么呢？就因为他们害怕失去权利以后，丧失获得利益、金钱的机会。所以，孔子提醒老年人，要"戒之在得"。也就是说，老年人不要贪得无厌，要淡泊名利、清心寡欲才行。

老年人气血不足，身体状况无法跟年轻人比，如果这时还贪得无厌，贪恋生活中那些享乐的事就很容易加快精气的损耗，搞垮身体。到了这个时候，要想延年益寿，就没那么容易了。

从孔子的观点来看，阶段养生很重要，而且要从青少年时期就开始，这是很有远见的，也是对传统养生理论的补充和丰富。因此，养生越早越好，越早注重保养，人就越容易实现健康长寿的美好愿望。

人生不离养生

孔子的阶段养生，强调的是精神约束对健康的益处。到了明代，大医学家张景岳在总结前人研究成果的基础上，形成了自己独特的养生观。

我在前面讲过中医学关于"精气"的说法，讲到了先天之精和后天之精对人健康的影响。张景岳从这个认识出发，提出"先天强厚者多寿，先天薄弱者多夭；后天培养者寿者更寿，后天斫削者夭者更夭"。就是说，先天身体强壮的人多长寿，而身体薄弱的人容易早亡。如果后天能注重培养，那么身体强壮的人会更长寿；要是不好好保养，老是损伤身体，那么身体薄弱的人会更容易夭亡。

张景岳的这番话说明了一个道理，那就是人的寿命长短，跟先天禀赋的强弱和后天的调养直接相关，这就提醒我们，一个人的健康状况是从胎儿时期就能决定的，养生也要从这时开始才对。我们现在提倡的优生优育，其实就是这个道理。健康的父母才能生出健康的孩子，准备生养孩子的父母们先要养好自己，再孕育胎儿，这才能给下一代奠定一个健康的基础。

另一方面，张景岳也很看重后天培养。在后天调养的各个阶段中，他尤其注重中年时期。他说："人于中年左右，当大为修理一番，则再振根基。"可见，中年养生自古就被重视。

在张景岳看来，人的衰老是从中年开始的，虽然这时候还没有明确地表现出来，但体内已经开始变老了。在这个身体由盛到衰，元气逐渐转弱的关键时期，人一方面要面临衰老，另一方面却可以利用这个特殊时期，好好调养，对身体进行一番大的"修理"，就能"再振根基"，巩固我们身体的精气和元气，不但能推迟衰老，还能为老年时期的身体打下良好的基础，让我们度过一个少病痛、多健康的老年。

中年养生，张景岳提出其关键是恢复元气，而要恢复元气就要"节情志，慎劳逸，以养其形"。这话怎么讲，就是说要节制情感，发生情绪波动时，不要太过激烈，心态要平和，还要提防过度劳累和享乐，这样才能不损元气，保养好身体。

古人的阶段养生法体现的就是养生的"全周期"，也就是"全养生"理论的第一个内容，是从出生到老年，全程都应当养生。张景岳提倡"中年求复"之目的是"再振元气"，以倡其中兴延寿之旨。"后人之养，其为在人"，事在人为，只要注重养生，就能做到"老者复壮，壮者益治"，避免早衰，预防老年病，尽享天年，无疑具有极大的意义。

第二篇

全周期

　　全养生的全，就是要贯穿于人体生命的全周期。葛洪云："凡为道者，常患于晚不患于早也。"人的生、长、壮、老、已的全过程，包括从十月怀胎到临终关怀，养生应该贯穿人的一生。

　　孔子曰："君子有三戒：少之时，血气未定，戒之在色；及其壮也，血气方刚，戒之在斗；及其老也，血气既衰，戒之在得"，根据人生各个时期的生理特点进行有效养生，谓之阶段养生。

　　人的养生，不仅仅是整个人生的系统工程，而且也是宏伟的世纪工程，养生越早，效果越好，换句话说，我们的健康不能输在起跑线上。

第二章

养生要贯穿生命的始终

从人生成长的基本情况来看，生命的各个阶段是环环相扣，不可割裂的，后一阶段的身体状况常常受着前一阶段的影响。年轻时如果保养得当，那么老年阶段，这些人的身体状况就会比其他人更好一些。事实上，老年阶段的健康状况，就是前面各个阶段累积的结果。一个人从怀孕，到婴幼儿时期，再经过少年、青年到中年，在每个阶段都可能造成老年时期的健康问题。简单地说，就是因果关系，我们的出生、成长和成熟都是因，而老年阶段的健康状况就是果。所以，我强调养生要贯穿生命的"全周期"，要从出生就开始着手准备。养生越早，效果才会越好。

下面我将养生的全周期细分成 7 个阶段，和大家聊聊每个阶段的生理特征和养生要点。

先天很重要——胎孕养生

先来说说决定一个人健康状况的先天因素，也就是父母应该如何胎孕养生，为孩子的身体提供一个健康的基础。胎孕养生，是指父母双方从准备怀孕到母亲分娩这一阶段，父母应该注意的养生事项。这个阶段做得好的话，孩子不但健康，出生后也容易喂养，可减少初为人父、人母的很多麻烦。

※ 胎孕时期的生理特征

《黄帝内经》里有一段话黄帝跟岐伯的问答，黄帝问岐伯，人的出生"何气筑为基？何立而为楯"？这个问法其实是用了一个比喻。基就是地基，楯是指大木桩子，古人用来做栅栏用的。翻译成现代语言，就是黄帝问，人在刚刚成形的时候，谁提供能量做基础，谁又像立起的栅栏一样作保护呢？岐伯回答说："以母为基，以父为楯。"就是说，孩子的生命是以母亲的阴血为基础、父亲的阳气作保护的。

《易经》中也有提到生命的产生，说"天地氤氲，万物化醇；男女媾精，万物化生。"意思是说，天地之间的阴阳，相互作用化生出万物，万物阴阳之间交媾演变，就有了天地万物生生不息的特性。作为人，男为阳，女为阴，男女结合才能产生新的生命。这可以说是新生命自然产生的前提条件，父母双方缺一不可。

那么胎儿是怎么形成的呢？《黄帝内经》里说"人始生，先成精，精成而后脑髓生。"可见胎儿是先具备先天之精气，然后才演化出形体的，这个解释实际上跟西医学十分相近。我们知道，西医学是用生殖细胞解释受孕的，母亲提供卵子，父亲提供精子。作为生殖细胞，卵子和精子都由人体的正常细胞生成，它们包含了正常细胞一半的染色体，结合后则变成一个染色体完整的受精卵细胞，就可以发育成胎儿了。这些染色体里包含了人体的所有基因，而这些基因就决定了胎儿的身体状况。不管是传统中医学理论，还是西医学的研究成果，都说明父母健康会直接影响胎儿的健康。那么，作为即将生养孩子的父母，究竟应该注意些什么呢？

首先，选择最佳生育年龄，不要太早或者太晚生孩子。中医学认为，男子破阳太早，会伤精气，女子破阴过早会伤血脉，也就是说男子、女子都不宜太早发生性关系，否则会影响正常生育。一般来讲，女子最佳的生育期在20～28岁之间，男子在30～40岁之间。女子在这个年龄段里"肾气平均"，身体达到了一个相对平衡的状态，最有利于孩子的健康和顺利生产。男子到了32岁左右，筋骨强健，肌肉饱满，肝、脾、肾的功能都达到了顶点，这时生孩子就能给孩子一个很好的身体基础。

其次，在准备怀孕前，夫妻双方要把身体调整到最佳状态，不能经常酗酒，或者服用药物。万全说："男子以精为主，女子以血为主。阳精溢泻而不竭，阴血时下而不愆。"愆的意思是错过。这句话是说男子的精和女子的血是怀孕的必需条件，而男子要精气充沛，精子很有活力，精量充足才行；女子则要经期准确、稳定，不提前或推后。男女身体达到了这种状态，那么就很容易怀孕、生养健康孩子就不成问题了。

※ 养生要点

一旦受孕怀上孩子以后，做母亲的就要好好养胎，让胎儿在子宫内健康发育。孕妇要遵循逐月养胎法，保证身体精足血旺，这样胎儿自然会安安然然地至足月出生，来到人世间。说到逐月养胎法，就是要按照怀孕的月数来进行针对性的专项调养。

怀孕第一月：刚刚怀孕的女人往往没有食欲，因妊娠反应容易呕吐。这时很多孕妇都喜欢吃点酸性食物来调节胃口，这从中医学角度来讲是有道理的。肝主藏血，孕妇的血用来滋养胎儿，因此就会出现肝阴不足的情况。从五味与五脏的对应来看，酸入肝，也就是酸性的食物大都养肝，所以刚怀孕的女人大都喜欢吃酸性食物。

怀孕第一月养胎要点：孕妇的这种身体状况提醒我们，刚刚怀孕时，孕妇的食物最好做到精熟酸美，让孕妇有个好胃口，保证营养的供应。食物要容易消化吸收，不要造成肠胃过重的负担。这时孕妇还要忌口，不要吃生冷的食物，还有鱼和海鲜。肥肉要少吃，也不要吃太多高蛋白的食物。

现在医生会推荐怀孕初期的孕妇服用叶酸，其实很多蔬菜和水果里就富含叶酸，比如油菜、小白菜、甘蓝、香蕉、橙子等，可以多吃一点。猪肝、菠菜中也有大量叶酸，可以多吃猪肝菠菜汤。

刚刚怀孕，加上妊娠反应，孕妇的情绪容易烦躁不安，这时就一定要保证充分的休息，心一定要静，要尽力保持良好的情绪。

怀孕第二月：古人说："妊娠二月，名始膏。"就是说，这时候胞宫里的孩子像膏脂一样，要进一步发育了。怀孕到第二个月时，胎儿的脊索出现，会最终发展成中枢神经系统，大脑也在这个阶段开始发育，婴儿的五官就要慢慢出现了。

怀孕第二月养胎要点：怀孕二月，胎儿为足少阳胆经所养，要想让胎儿很好地生发，应保持一个安静的生长环境，避免吃腥臊味的食物，如卤煮一类食

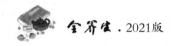

物不能吃。

怀孕第三月：怀孕到第三个月，古人曰"名始胎。"就是说这时才算是真正的胎儿了。这个月对孕妇和胎儿来说，都应是十分小心的阶段。因为怀孕3个月时，胎儿最容易流产，孕妇一不小心，肚里的胎儿就可能没有了。这个月的养生要点主要是：保持心情愉悦，不要有任何精神压力，不要思虑过度。尽量通过饮食吸收各种营养，避免吃药。

怀孕第三月养胎要点：怀孕的头3个月，是婴儿五官成型的关键期，这时要多吃水果和五谷杂粮，少吃肉，将来孩子就会眉清目秀，五官端正，楚楚动人。孕妇应该远离污染和电磁辐射，坚决不要喝酒、抽烟，而且要保持心情愉悦，以避免婴儿畸形。

怀孕第四月：胎儿的血脉基本贯通，这时五脏六腑也初具雏形，胎儿在这个月会加速成长。

怀孕第四月养胎要点：保持心情愉悦，保证三焦畅通；多吃些易消化的食物，可以开荤吃一点肉和鱼，但要有节制，不能吃得太多。

怀孕第五月：胎儿已经是个手脚齐全的小精灵了，母亲小肚子也会鼓起来，显出孕相。这时胎儿在母亲的肚子里算是安稳了，不需要再像前3个月那样小心翼翼。孕妇也没有了妊娠反应，而是胃口大开。

怀孕第五月养胎要点：一是生活起居上不要过于劳累，要养足精神，恢复体力；二是基本没什么忌口了，有营养的食物都可以吃。孕妇不能吃得太多，以防发福变胖，影响婴儿体重。但也不能为了身材而吃得过少，以免胎儿营养不良，发育不全。

怀孕第六月：胎儿进一步发育。古人认为这个阶段是胎儿长筋的阶段，这个阶段主要靠孕妇的足阳明胃经供养。要保证胎儿气血充足，这个月孕妇就不能只是静养了，而需要一定量的运动。也就是说，这个月养胎的关键是"身欲微劳"，孕妇要活动一下，让身体微微劳累一下。

怀孕第六月养胎要点：孕妇可以多出门逛逛公园，郊游，呼吸新鲜空气。要经常走路，上午、下午可分别走上45分钟左右。6个月以后，孕妇多运动是非常必要的，对顺产有很大帮助。

怀孕第七月：中医学认为，"妊娠七月，肺经主养"。胎儿到7个月的时候，由孕妇的肺经主养。这个时候，胎儿为了运化血气，骨节动作屈伸非常活跃。孕妇在这个月会明显感到肚子里的胎儿比较活跃，经常出现胎动。

怀孕第七月养胎要点：这个月保养的关键是不能伤肺，不要大声说话，情绪不好时，也不要经常哭泣或者号啕大哭，要尽量少洗浴，少吃寒凉的食物。如果是夏天，孕妇要少吃冷饮，不要吹空调，要不然很容易伤到肺经。第7个月还是胎儿大脑发育的关键期，孕妇可多吃健脑食品，比如核桃、花生和芝麻等等。

怀孕第八月：胎儿基本养育完备，这个月是胎儿皮肤迅速生长的月份。到了这个月，胎儿发育过快，体形也较大，会给孕妇带来很多麻烦，孕妇要注意调节心情，耐心等待胎儿出生。

怀孕第八月养胎要点：在饮食上孕妇需忌口，不要多吃腥膻的食物，高盐、高热食物也要少吃。可以多吃谷物和纤维素丰富的蔬菜。

怀孕第九月：胎儿的五脏六腑和四肢百骸都已经发育得差不多了，大部分的骨骼也已经很结实，就剩下头骨还很柔软。中医学认为，这个月份是由足少阴肾经来养育胎儿的，因此胎儿的生殖系统会逐渐成熟。《素问·六节藏象论》里说"肾者，主蛰，封藏之本，精之处也，其华在发，其充在骨"。就是说，肾是藏精之所，对头发和骨骼的生长发育发挥重要作用。所以，这个月里小孩的头发开始快速生长，孕妇要吃得好一点，以保证胎儿血气充足，出生之后能有一头好头发。

到这个时候，很多孕妇的体温会升高，不怕冷，这是因为孕妇肚子里的胎儿是纯阳之体，热量很足，影响到了母亲。

怀孕第九月养胎要点：孕妇可穿舒服宽松的衣服，不要穿得太多，免得出汗太多使身体变虚。最后几周是胎儿迅速长肉的时候，孕妇要饮食要适当，要运动，别让胎儿长得太大，以免临产时不容易生下来。

长足了九个月，胎儿就会"瓜熟蒂落"，自然而然就会出生了。孕妇在临产前一定要精神放松，提前做好心理准备，迎接健康宝宝的到来。

迈好第一步——婴幼儿养生

刚出生的婴儿失去了母亲提供的保护层，要直接接触我们生活的环境，他们都需要一个适应过程，才能健康地成长为儿童。我们一般把一岁以前的小孩叫婴儿，1～3岁的孩子叫幼儿。婴幼儿阶段是人一生中死亡率较高的阶段，这个时期的幼儿相当脆弱，需要精心养育。

另一方面，婴幼儿时期如何喂养，直接影响到孩子日后的健康和心理，所以年轻的父母们一定要重视孩子这个阶段的科学喂养，帮孩子迈好人生第一步。

※ 婴幼儿的生理特征

养过孩子的家长都知道，孩子很小的时候最容易得病，不管多健康的小娃娃，都会得几次病。婴幼儿的身体跟我们成年人很不一样，不能拿我们大人的生活习惯去对待。在医学分类上，儿科是独立的，就是因为婴幼儿生理特点较为独特，需要特殊的防护和治疗。同理，婴幼儿的养生，也是独特的，跟我们成年人大不一样。

经常与儿科的同事们聊天时，会听到他们感慨：现在的父母实在太爱孩子了，总怕孩子冻着了，吃不饱，结果大冬天有些小孩子竟然被捂到中暑。有一次，一个1岁多的小男孩积了食，身体有些发热，晚上不睡觉哭闹，他的父母就抱来医院看病。害怕小孩受凉，父母给孩子穿上厚棉衣，还在外面捂了一层棉被，圆鼓鼓的打车来了，车里还开着暖气。等到他们把孩子抱到诊室时，小孩子已经热得翻白眼，浑身抽搐了，急得医生大喊：都这样了你们还捂那么严实！那父母很委屈，觉得那几天天气真的很冷，就怕冻着孩子。

这也是没有经验的父母，不知道婴幼儿的生理特征，所以才根据自己的感受来对待孩子。他们的意愿是好的，可违背了孩子的生理特点，就会伤害到孩子的健康。

说到婴幼儿的生理特点，古人早有认识。医书《颅囟经》里说："三岁以内，呼为纯阳。"这个观点被后世的医学家们认同，宋代名医钱乙写有一本《小儿药证直诀》，是我国最早的一部儿科专著，里面说"小儿纯阳，无烦益火"。到了清代，名医徐大椿撰写《医学源流论》，也提到"小儿纯阳之体，最宜清凉"的说法。

说到"纯阳之体",这是古人从人体阴阳平衡角度来看幼儿的体质。是指婴幼儿秉承了父母的精元,从先天的精气发展而来,所以具有"纯阳"的特质。婴幼儿以肝气为主,所以全身充满生机勃勃的生命力,可以说是生机盎然,生命力非常强。

不过,毕竟婴幼儿是新生的生命体,他们的"纯阳",只是相对于人体的阴阳平衡来说的,也就是说,他们体内的"阴精"不足,所以才呈现出"纯阳"的特征。在这个认识的基础上,清代名医吴瑭就在他所写的《温病条辨》中指出:"古称小儿纯阳……非盛阳之谓,小儿稚阳未充、稚阴未长也",这就是"稚阴稚阳"的观点。

"稚阴稚阳"观点提出之后,人们对婴幼儿的体质有了一个全面的、辨证的认识。一方面,婴幼儿的生命力很旺盛,生长迅速,但是他们的脏腑器官还很娇嫩脆弱,"形气未充",需要精心呵护。

知道了婴幼儿这个生理特点后,可能很多父母对一些老的说法就豁然明白了。诸如"要想小儿安,须要三分饥与寒",还有"小孩屁股三把火"等等,其实都是从婴幼儿"纯阳"体质衍生而来的说法。

※ 养生要点

婴幼儿阶段养生的要点,可以用4个字概括,那就是"顺势养育。"也就是顺应着婴幼儿的生理特点和生长规律来养育。对婴幼儿来说,生活的重点就是吃,就是长,所以养育的重点要放在饮食上,要合理喂养。

对于刚刚出生的婴儿,我认为最好母乳喂养,母乳不足的再选择奶粉等其他婴儿代用食物。

母乳喂养让很多母亲觉得麻烦,还有人提出母乳营养不均衡、不全面,不如配方奶粉,这种看法其实是不利于婴儿、也不利于母亲的。在经过多年母乳喂养,还是配方奶粉喂养的争论之后,现在医学界有越来越多的证据支持母乳喂养,母乳喂养对婴儿和母亲的健康都有好处。

概括来说,母乳喂养的好处包括以下五个方面:

一是身体健康、饮食均衡的母亲,母乳的营养成分非常全面,营养素的比例也适合婴儿的消化能力和身体需要。

二是母乳中含有丰富的免疫成分，能降低婴儿感染传染性疾病的概率，对增进母子的免疫力都有好处。

三是母乳的温度是最天然、最适宜的，而且婴儿饿了就能吃到，不会出现存放变质的问题。

四是母乳喂养时，母子亲密接触，能增进亲子间的感情，也有利于孩子将来的心理健康。

五是母乳喂养孩子，可促进子宫收缩，有利于母亲身体的康复，还能减少患乳腺疾病的概率。

在母乳喂养阶段，为了孩子的健康，母亲的饮食也应该做些调整，既要保证足够的热量，也要补充蛋白质和脂肪等。母亲吃得好，身体好，孩子才会有源源不断的营养母乳。

母乳喂养 4 ～ 6 个月时间最合适，然后就应该添些辅食了。添加辅食要循序渐进，让孩子的肠胃有一个适应的过程，还要以"热、软、少"为原则。具体来说，首先，不要给孩子吃冷饮，不要吃过硬的不好嚼、不好消化的东西。吃饭时食物要温热，冷热不均的食物最容易伤及脾胃，尤其五脏六腑还较脆弱的小孩，最容易因此而出现消化系统的疾病。其次，不要给孩子吃得太饱，不要前后追着孩子喂饭，不可太饱。现在食物丰富，没有哪个孩子会真的饿到，反而很多小孩都是吃得太多出了问题。很多家长喜欢夸自己的小孩胃口好，能吃，长得胖乎乎的，觉得很健康。可是，吃太多、体重过重的话，很容易患肥胖症，肥胖又是造成很多疾病的原因，而且一旦肥胖，就很难减下来。所以，做父母的还是适当控制一下孩子的饮食比较好。第三，不要给孩子吃太多零食。现在市场上的零食多是烹炸或膨化食品，热量高、口味重，小孩子吃了以后很容易影响正常的吃饭。很多家长可能都有同感，孩子经常吃零食，吃饭的时候就令家长很头疼，孩子身体也不如同龄的孩子。想一想，人是靠五谷滋养的，没有健康的饮食，孩子的身体怎么能健康呢！

上面说的是吃，下面再说一说穿衣保养。

中医学一直提倡小孩子要"忍三分寒，穿七分暖"。也就是说不要给孩子穿得太多，适当地冻一冻没关系。婴幼儿是纯阳体质，阳气盛，很容易生热，如果穿得太暖，筋骨会变柔软，不利于其生长发育。

在"忍三分寒"的同时，家长要注意，婴儿的几个特殊部位一定要保暖，不能冻着。这就是前心后背、小肚子，还有小脚丫子。小孩子天性不喜欢束缚，大多喜欢光着脚踩在地上玩，家长们可要注意，一定要给穿上鞋子或者棉袜，以免寒气从脚底侵入，影响健康。

启慧关键期——儿童养生

我们常说娃娃3岁"离母怀"，孩子长到3岁以后，就开始进入儿童期了。儿童期可从3岁一直延续到12岁左右，这个阶段是孩子身体和心智稳步增长的阶段，是一个人真正接受社会化教育的开始。在这个过程中，孩子的生理、心理进一步发育，逐渐走向独立。

※ 儿童期的生理特征

过了婴幼期后，孩子的生命状况就进入到一个成长的稳定期——儿童期。这时期的小孩虽然在身高、体力和智力等方面，跟大人还相差很大，但不管是五脏六腑，还是大脑发育，都已经有了相当的基础，到儿童期末期的时候，就可以接近成人的水平。

儿童期是人一生中成长变化非常快、也非常明显的时期。小学老师可能对这个变化有非常明显的感觉。小学一年级的孩子都是稚气未脱、天真犯傻的小毛孩，到了六年级就成了说话、行事比较成熟的小大人了。我们也经常碰上这种情况，朋友的小孩或者亲戚的孩子，一两年不见，再见时就不由感慨：哎呀，又长高了，变得跟小时候不一样了。好像时间在小孩身上表现得特别明显，在成年人身上就停滞不变似的。

这个时期的小孩成长较快，变化也大，特点就在于精力旺盛，成长迅速。在儿童期，孩子的身体和智力都处在迅速发展的时期，是锻炼身体和长知识、接受文化教育的重要阶段。这时大人们在培养孩子强健的体魄和聪慧的大脑时，要尊重儿童身体和大脑发育的特点，不要过高地盲目要求孩子，也不要一味地迁就孩子，使孩子错过良好生活习惯的培养时期。

　　说到身体，儿童阶段是人体骨骼迅速发育的阶段，这时身体里的软骨成分较多，骨骼的韧性强，坚固性弱，虽然不容易骨折，但却容易弯曲变形。儿童的肌肉还很细嫩，收缩能力弱，耐力差，很容易就疲劳。不过经过休息后，他们从疲劳中恢复过来要比大人快很多。

　　有个说法是"六月天，娃娃脸"。这句话用夏天多变的天气，来形容小孩子善变的表情和情绪，还真是生动形象。说到儿童的情绪，这时他们的神经系统还没有像大人那样成熟，神经的兴奋和抑制发展不均衡。13岁之前神经的兴奋过程占优势，所以大多数孩子都活泼好动，注意力不容易集中，简单的事就玩得很开心，很兴奋，一旦兴奋起来，大人就很难让他们很快平静。这个时期，孩子们学东西很容易，学什么都很快，但也比较容易疲劳。

　　古人也讲求儿童的启蒙教育，主张孩童时期就应该开始学习，但古人不主张给孩子传授太多知识，不能因为学习负担过重，伤害到孩子的精神。中医学里讲思伤脾，小孩的大脑和脏腑功能都还没有完全发育成熟，这时强迫孩子大量学习各种知识，很容易加重小孩的思想负担，伤到脾。脾是主水谷运化的脏器，脾弱，人的消化吸收功能就弱，营养就容易跟不上，孩子就很容易出现身体虚弱。

　　现在很多家长功利心强，一门心思让孩子给自己争口气，说什么不能输在起跑线上，强迫孩子学习各种知识技能，什么英语、奥数，钢琴、围棋等，真是恨不能让孩子什么都会。这种过度的学习和训练，其实很容易伤到孩子的心智和身体，不利于孩子的健康成长。

　　※ **养生要点**

　　儿童期的特征：生命力稳步增长，生理、心理迅速发育，这是养成良好生活习惯和学习习惯的最佳时期。儿童期养生的要点有三个方面：

　　一是早期教育启智慧：我们前面提到过，很多家长急于让孩子学习各种知识技能，但也有些家长则相反，觉得孩子小，就是玩的年龄，不用教什么知识。人的大脑很奇特，你如果不用它，不刺激它做出反应，它就会变懒、退化。儿童期孩子的大脑正处在迅速发育的时期，掌握新东西的能力非常强，如果家长不利用这段时期开启孩子的智慧，不养成孩子动脑筋、爱学习的良好习惯，那么孩子就可能错失大脑发育的最佳时期。

我在前面也提到过，孩子学习不能太过，不能让学习成了孩子的负担，伤身耗神。家长们在开启孩子智慧时可注意观察他们的特点，了解孩子的性格爱好，根据特性进行培养。这方面，不一定要完全按照适合什么就学什么来做，但可以适当选择能弥补孩子不足方面来学习训练，让孩子能更好地均衡发展。我们都知道的功夫巨星李小龙，他小时候练咏春拳，就是因为身体不好，他父亲才送他去练习武术，希望他能身体强健，以弥补先天不足。因此，如果孩子身体不好，就送他们练习舞蹈、跆拳道，增强体质；逻辑思维差，就学习数学、围棋，让孩子改进思维模式。让孩子学习这些知识的时候，重点要放在养成孩子的良好习惯上，不一定逼着孩子非学出个拔尖优秀什么的。

二是锻炼学习两不误：进入儿童期后，根据我国教育法的规定，孩子们都要进入学校接受义务教育，上学可就成了孩子们生活的主要内容。在学校里，孩子们除了要学习各种知识，也要学习合理安排自己的生活。

儿童期的孩子发病率远远低于婴幼儿时期，身体状态相对稳定。不过，这个时期很多孩子会因为不良的生活习惯出现近视、龋齿等问题，虽然不会危及孩子生命，可是会影响到以后的健康生活。所以，我认为在这个时期，家长和老师们应该帮助孩子养成良好的生活和学习习惯，避免出现这些问题，为未来的健康生活打下基础。

在这个阶段，家长和老师要督促孩子卫生用眼，不要看书太久，不要长时间看电视、使用电脑和手机。教会孩子合理安排学习和玩耍的时间，多做户外运动，不要整天闷在家里。晚上要让孩子按时睡觉，保证充足的睡眠。

儿童期的孩子虽然还小，可是也已经有了自己的想法和情绪，家长和老师要留意孩子的情绪变化和行为变化，避免和孩子发生矛盾而导致思想过度紧张。如果发现孩子有异常举动时，要及时多沟通，多劝诫，立即纠正。

孩子在这个阶段，骨骼没有定型，比较柔软，如果长时间坐姿、站姿不正，很容易造成骨骼扭曲变形导致成年后体型不正、弯腰驼背或者肩膀倾斜等。家长和老师要提醒孩子们必须坐有坐相、站有站相，经常保持端正的体态。

儿童期的这些细小习惯，都可能影响到孩子未来的形象和生活，所以家长们可不要掉以轻心、不予以重视、不加关注。

三是节制饮食防"小胖"：我曾经见过一个小女孩，每过几个月就因发烧、咳嗽，到医院打吊针，有时还吃退烧药。这孩子表现的是呼吸系统的病，可我察看过小孩的舌苔后，就断定是吃出来的病。我问孩子母亲，孩子是不是经常不忌口，爱吃零食。她妈妈点头说是，小女孩特别爱吃肉，还爱喝牛奶，爱吃冰激凌，要是不给她，她就闹腾个不停。我给她说，这样下去可不行，要是不忌口，这咳嗽的病恐怕就难以治好，时间长了还可能变成气管炎或哮喘等慢性病。

在婴幼儿期，我们说孩子不能吃得太多，是因为五脏六腑还太虚弱，到了儿童期虽然脾胃强壮了，但也不能胡吃海喝。吃太饱，或者吃太多不容易消化的食物，会直接影响中焦脾胃的运化功能。脾胃属土，土生金，在五脏里肺属金，如果脾胃不好，土不生金，人的呼吸系统就容易受影响。中医学认为人积了食气就容易感冒，而感冒最明显的症状就是鼻塞、打喷嚏和咳嗽等呼吸系统表现，可见饮食的确跟呼吸道疾病相关。

小孩吃得太多，除了影响脾胃和呼吸系统外，还可能造成肥胖。孩子偏胖的，大人都喜欢，觉得这样的孩子才强壮，其实肥胖之下隐藏着巨大的健康问题。像糖尿病、脂肪肝和高血压，都跟肥胖有关，现在很多小胖孩子都得这种病。从中医学来看，人如果元气虚弱，脾、肾、肺的功能就会下降，就会导致肥胖。所以我们说很多人都是虚胖，不是健康的胖，就是这个原因。

那么，怎么在饮食上给孩子提供更多的健康保证呢？家长们做到这几点就差不多了。

首先少给孩子吃冷饮：家长千万不要放纵孩子贪嘴的毛病，吃太多的冷饮。现在的冷饮基本属于甜品，也有奶制品，含糖高，还有巧克力这种高脂肪、高热量的东西，很容易让孩子变胖。另外，冷饮性寒，寒气进入脾胃，容易导致脾胃虚寒，而脾胃虚寒就容易造成肥胖。

其次，孩子的饮食要营养均衡：家长平时不要给孩子吃太多肉食和零食。肉不好消化，容易积食，而且高脂肪也会造成孩子的肥胖。在餐桌上，除了鸡、鸭、鱼肉外，要让孩子多吃蔬菜和谷物，不挑食、不偏食。

最后就是要让孩子多运动：孩子天性好动，可是很多父母为省心，经常让孩子保持安静，要么看电视，要么玩游戏，或者看书，经常不运动，对孩子来说损害很大。所以经常带孩子做做运动，散步、打球，跑跑跳跳，都有利于他们的健康。

形充精固——少年养生

13～17 岁为少年期，我们会发现孩子的变化很大。原先爱吵吵闹闹，现在安静很多；原先不知忧愁，现在会莫名其妙地多愁善感；原先心里有什么想法，大人很容易就从他们脸上看出来，现在他们却学会了掩饰；还有让家长们最头疼的，就是叛逆心理的出现，那个曾经听话、乖巧的孩子现在却敢跟大人作对了。

其实，这些变化都是孩子进一步成长、开始迈向独立的表现。这个时候，人的生长发育是一生中最旺盛的，很少得什么重病，身体状态非常好。只要恰当保养，就会"形充精固"，身体也会越来越棒。

※ 少年期的生理特征

说到少年期的生理特征，可从两个大的方面来讲。首先是身体方面，这时期的变化非常明显，一个人就是经过少年期，从一个儿童完全变成一个成年人的。弱冠之后，趋于完善，在这时期身体的主要变化包括：

身高的变化：少年期的孩子长得非常快，有些男孩每年可长高 7～9cm，最多的能长高 12cm；女孩子每年可长高 5～7cm，最高能长 10cm。过了青春期后，从身高上看，孩子跟成人没有什么差别，有些还会超过父母的身高。

体重的变化：少年期的孩子迅速长高，身体里的骨骼发育较快。除了骨骼迅速生长，相应的肌肉、脂肪等也都会增长，所以孩子的体重也会迅速增加。

身体内部器官逐渐完善：进入少年期后，人的各种器官和组织进一步发育成熟，到少年期结束时，基本上达到成年人的标准。这一时期，人的脑容积变化不大，但大脑的内部构造和各区域的功能会不断分化和发展，会更加成熟。我们可以发现，少年期孩子的分析能力、理解能力和判断能力都远远高于儿童时期，就是因为大脑迅速发育的结果。

第二性征出现：人在刚刚出生时就具备了第一性征，也就是生殖器官的发育和完善，生殖器官发育成熟要到少年时期。这个时期我们称为青春期，由于生殖器官发育成熟，体内激素水平的变化，男孩、女孩们开始出现不同的第二性征。这个时候，女孩子的声音会变高、变细，男孩子的会变粗、变低沉。女孩子胸围增大，乳房发育，盆骨和臀围也开始增大，等到青春期结束的时候，女孩子们基本都会变成体态柔和的大姑娘。男孩子的肩膀开始变宽，肌肉逐渐发达，脸上长出胡须，喉结也开始显现。

伴随着这些身体上的变化，少年期的孩子在心理上也会发生很大变化。他们一方面向往还很陌生的成人世界，一方面又留恋着童年，这时候的心理总是充满了各种矛盾。很多家长都会发觉，孩子到了这个阶段，会猛然让人觉得陌生。有个母亲就疑惑，说她女儿小时候一直喜欢粉色的东西，上初中后，她出差给女儿带了一条粉色的裙子，结果女儿发脾气，说太幼稚，死活不肯穿，弄得她莫名其妙。这其实很正常，孩子们逐渐脱离了父母已经熟悉的儿童状态，正在经历一场由儿童变成大人的过程，很多变化家长还来不及适应，因此才会出现这样的变故和冲突。

因为脑垂体、甲状腺和肾上腺等分泌腺分泌活跃，受各类激素的影响，少年期的孩子很容易兴奋，他们对新鲜事物的接受能力非常强，比儿童时期更好奇，更喜欢追求新知识。这是好的一面，另一方面这时期孩子们情绪不稳定、容易激动，许多男孩子喜欢争吵、打架，这跟他们的这个时期的身体状况有关。

少年期的孩子处在一个转折阶段，他们的身体会变得越来越强壮，心理也逐渐独立。少年们对身体变化引起的心理不适，既敏感，又紧张，跟大人也不像小时候那么容易交流沟通。这个阶段如果能够顺利度过，孩子们就能长成一个身体健康、心理正常的青年人。相反，如果一些问题处理不当，就会影响到孩子成年后的身体和心理健康。所以在这个阶段，家长和老师们要耐心引导少年，培养他们良好的养生习惯，让他们继续在健康的道路上前进。

※ 养生要点

到了少年阶段，孩子们虽然长大了，但身体和心理都还没有完全成熟，缺乏足够的自控力和自制力，很容易受一些不良习惯的影响而损害身体。那么这一阶段的养生要点有哪些呢？首先，从身体健康角度来看，这时期孩子的身体素质大大增强，不容易得病，但是这个时期，孩子的学业却相当繁重，看书、写作业耗费眼睛，又得长期久坐，一不注意，就可能近视，或者脊柱变形。在这个阶段，人的眼睛和骨骼还没有完全定型，所以家长和教师要提醒少年们卫生用眼，不要长时间看书、看电视，或者使用电脑。经常保持正确的身体姿势，站立走路时抬头挺胸，坐的时候要身体端正，不要歪斜扭曲身体，要不然很容易出现脊柱弯曲。

从 13 ~ 17 岁，正是学业繁重的阶段，很多学生为了提高学习成绩，经常熬夜，作息也不规律，这种做法其实是很伤身体的。从中医学角度来讲，熬夜会损耗阴精，使脏腑功能下降，人的免疫力会变弱，严重的话还会导致内分泌失调。年轻的时候疲劳恢复得快，很多人熬夜后第二天补上一觉，补完觉就觉得身体没什么不适了，但是这种习惯一旦形成，日积月累，对健康会造成很大的损害。

在少年时期，就要开始遵循健康而规律的生活了。这时应根据学习和生活习惯，科学地安排每天的作息时间，要做到"起居有常，不妄作劳"，尽量早睡早起，不要透支精力。在专心学习的同时，少年要适当参加运动，学会一张一弛地安排自己的生活，既能保证学习效率，又能娱乐放松，保持良好的心态。

这时期，有些孩子会偷偷学抽烟、学喝酒。吸烟会刺激咽喉，对正在变声的少年来说危害很大，烟雾会伤害嗓子，里面有害的化学物质还会让人注意力分散、记忆力减退。

体育运动是提高少年身体素质的重要因素，在少年阶段，鼓励孩子多参加体育锻炼，非常有利于他们的身体发育。这个时期可选择一些兼顾力量和速度的运动方式，或者有针对性地锻炼某个方面。比如打乒乓球有利于训练反应速度和灵敏度，练习长跑有利于锻炼耐力等。

少年期是心理发展的"断奶期"，这个时期幼稚、依赖的心理和成熟、独立的状态相互交错，让少年表现得有点不好理解。在这个特殊阶段，一定要给少年人正确的心理引导，进行健康的心理教育。

家长和老师要关注孩子的心理变化，多采用交流谈心的方式进行沟通，减少斥责和批评。要鼓励孩子独立思考、独立处理问题，但也要适当地帮助孩子

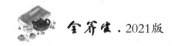

解决他们无法解决的难题。这个时期的孩子有很强的逆反心理，自尊心也很强，一定要维护孩子的自尊心，正确处理孩子的逆反表现。

少年时期，孩子的眼界变得开阔，除了家人，他们需要朋友和更广阔的天地。这时孩子的思想还不够成熟，很容易混淆是非，家长和老师一定要让他们学会分辨是非、慎重交友，不要误入歧途。有些家长家教严格，为了防止孩子接触不好的人和事，就限制孩子的行动，这也不利于孩子的心理成长。正常的社交活动是人的心理需求，如果横加限制，很可能让孩子的性格变得孤僻怪异。

少年时期也是孩子品德养成的关键期，要让孩子学会换位思考，明白遵守纪律、讲文明、讲礼貌的重要性。要教会孩子控制自己的情绪，不要逞强好斗、惹是生非。

性发育贯穿整个少年时期的身体发育，这个时期里的孩子开始具有了生育能力，反映到心理方面，他们的性意识开始萌发，对异性的兴趣越来越浓厚。中国传统上对性的问题很避讳，非常不愿意对孩子讲这方面的事情。但是这种事是在孩子成长中必须面对的，到了一定的阶段，家长们就得考虑给孩子进行科学的性教育了。那么，怎样对孩子进行性教育呢？

可从性知识和性道德两个方面进行。首先要帮助青少年正确理解发生在他们身上的生理变化，要养成健康的生理卫生。比如，女生要做好经期保健，男生不要染上手淫的坏习惯。家长要注意隔离和消除引发孩子性冲动的语言、书籍和影视作品，让他们把注意力和精力放在学习和健康生活上。

在性道德方面，要让孩子懂得尊重异性，明白性行为可能产生的后果和带来的伤害，要让孩子觉得这种行为不光彩，不能让他们觉得无所谓，造成行事荒唐而损害健康。

总之，少年期是从儿童成长为成人的关键期，这个时期从健康角度看，好像没有什么太多的问题，可是对后面的人生影响极大，应该引起我们的高度重视，为以后的健康长寿打好基础。

体壮神全——青年养生

经过少年期的成长，就进入青年时期，一个人就走到了生命的旺盛时期了。关于青年的概念，按照《黄帝内经》的"十年"周期来看，人在 30 岁时，身体就达到一生中的最高峰，到 40 岁的时候才开始盛极而衰，走下坡路。

世界卫生组织根据现代人的生理和心理结构变化，把人的年龄界限做了新的划分，其中 44 岁以下的人都称为青年人，这就扩大了青年人的年龄范围。从 18 ～ 44 岁，这个阶段的人"体壮神全"，是一生中最为强壮和健康的阶段，大多数人都容易忽略这个阶段的养生与保健，觉得身体状况这么好，没有养生的必要。我主张养生要有"全周期"，就是因为生命是环环相扣、连续不断的过程，前一时期的生活方式影响、决定着下一阶段的健康状况，所以，为了中年和老年时期的健康，青年养生不能忽视，而且同样很重要、很有必要。

※ 青年期的生理特征

如果说人的一生像一年四季一样，既有生命萌生的春季、也有生命凋敝的寒冬，那么青年时期就可对应四季里的夏季。这个季节阳光灿烂，万物繁茂，是各种生命最具活力的季节，到处都生机盎然。同样，青年人的体力和智力，都达到了一生中最旺盛的时期，身体的各个方面都呈现出最好的状态。

这个时期，青年人的骨骼逐渐强壮，身体的各个部分都逐渐进入稳定期。从外在体型来看，男性的骨骼强壮、肌肉坚实有力，女性筋骨柔韧，体态丰腴。从内在来说，这时五脏六腑都基本成熟，功能健全。用中医的话来说就是"五脏大定"，人体气血充盈，精力旺盛；肝、心、脾、肺、肾等内脏发育到最佳状态。这时呼吸功能增强，肺活量较大，心肌纤维增厚且富有弹性，人体血管壁的调节力和厚度都增强，心脏跳动有力，血液运行也很顺畅。

当身体内脏各器官发育到最佳状态时，青年人的体力和耐力，也就达到了生命的高峰期。我们可以发现，那些经常运动的年轻人，到了这时力气很大，控制力也非常好，进行各种运动都能表现出最佳状态，就是因为身体的各个器官和功能都达到了最佳水平。

除了身体，青年人的大脑也发育到最高峰。医学研究证实，人的大脑到 20 多岁就发育到顶峰，此后大脑就开始衰老，大脑神经细胞开始减少。不过，大脑虽然开始衰老，但青年时期大脑内部的结构和功能都相对稳定，大脑皮层的兴奋与抑制达到了平衡状态，因此说智力在这时期是一生中的高峰期。这个阶段，青年人的思维敏捷，求知欲、理解力和记忆力都很强，他们容易接受新事物、新思想，如果从事创造性工作，很容易出成果。

在与五行的对应中，夏季属"火"，青年人也像火一样，热情如火、活力四射。这个时候的年轻人坐不住，不喜欢静，总要找些什么事情做才行。这其实是一种宣泄，如果青年人不把旺盛的精力宣泄出来，反而会伤到健康。不管是工作，还是娱乐，对青年人来说都是必要的，如果能控制得当，那么青年人的身体和精神，就能达到一种均衡状态，让生活和自己的健康都达到完满。

※ 养生要点

人到了青年时期，气血充盈，干什么事情都能达到最佳状态，就是过于劳累后也能迅速恢复体力。但是，从中医学角度来讲，这时人的精气会逐渐消耗，很难再像少年时期那样迅速补充。如果青年阶段不注意保养，经常透支人体储藏的精气，那么就容易损害健康，加速衰老。所以，青年人要重视调养、懂得保养、懂得健康生活，为自己的健康积蓄能量，延缓衰老。

说到青年人养生，首先要做到"健体全形强本原"。所谓健体全形，就是要保持健康的形体，不要过胖，也不要太瘦。强本原则是指要利用养生来保证后天之精，巩固人的精气。

大多数人在青年时期都很瘦，可到了中年阶段，就很容易发福。从现实情况来看，青少年很少有肥胖的，可是中老年人发胖的就很多。不管是男人还是女人，到了30岁左右，身形最容易发胖变形，如果生活习惯不好，喜欢暴食暴饮，经常爱喝啤酒，那健美的身材就很难保持了。

还有一种情况，很多女性为了保持身材苗条，经常节食减肥，结果体型偏瘦，体内的能量供不上日常消耗，也容易患一些疾病。不管是过胖还是太瘦，对青年人来说都不健康，都可能损害到人体的真气。要做到健体全形强本源，就要从运动和健康饮食上下功夫。

青年时期开始工作、奋斗，养活自己的同时，也要渐渐承担起家庭的责任。这个时候，不管是从事体力劳动，还是脑力劳动，人都得消耗大量的体能。现在大城市里生活节奏快，工作压力大，青年人经常处在一种体力透支的状况中，这时一定要根据个人情况，及时补充体力，恢复体力，保持旺盛的精神状态。

经常奔波耗费体力的，要多吃有营养的食物，保持充足的体力。吃饭要有规律性，最好不要饥一顿、饱一顿，这样不但伤胃，还容易营养跟不上，损耗精气。从事脑力劳动的青年人要多吃健脑益智的食物，适当的时候还可补锌、钙、铁等营养元素。

中医学上讲人的气血是贯通全身、游走全身的，如果长久不运动，那么气血循环就会受到阻碍，一些疾病就出现了。所以，运动对每个健康人来说，都是有好处的，特别是那些在办公室工作的青年人，一定要养成经常运动的习惯。现在很多年轻人有颈椎病、腰椎病，这都是坐得太久、不运动的结果。一些从事体力劳动的人可能会说，我工作这么累，劳动量这么大，还需要运动吗？运动和劳动可不是一个概念，劳动经常重复某个单一的动作，可以起到跟运动相近的作用，但劳动一般不会运动到全身上下所有部位，因此适当地做些运动，活动活动全身，会很有好处。

现在很多青年人喜欢熬夜，喜欢通宵做事，这个习惯非常不好，应该改掉。中医学上讲，熬夜损阴又耗阳，对身体的损害恐怕是所有不良习惯中最严重的一个。

中医学讲肾是人的先天之本，是藏精的地方。根据五行学说，心属火，肾属水，水能制火。在正常情况下，肾水可上济心火，使心火不至于偏旺而扰乱心神。可是，经常熬夜会损耗肾阴，肾水不足就不能制火，人体就会阴阳失调，出现问题。熬夜伤肾的同时，也伤肝。肝脏主管人体的解毒和消除疲劳的功能，它工作一天之后，也要调养休息，才能接着正常工作。凌晨3～4点的时候，正是肝脏工作和自我调养的时段，如果还不睡觉，就会加重肝脏的负担。肝脏受损害，人的消化和排毒功能都会受到影响。消化不好，营养跟不上，加上体内产生的毒素无法及时清理，那可想而知，我们的健康会跟着受多大的影响。

很多年轻人觉得自己越熬夜越精神，这其实是一种不正常的表现。如果出现这种情况，说明这个人的阴虚严重不足，不觉得疲惫，是因为已经开始耗损自己的元阳了，一旦到了阴阳两虚的地步，那就很严重了。阴阳两虚，就容易血气枯竭，血气虚亏会导致肝火过旺，人就难以入睡，不能休息下来。这个时候，人的消化受肝的影响，如果不能通过饮食吸收营养、补充精气，就陷入一种恶性循环中。时间长了，五脏六腑就可能失控，得病的话，也会是很严重的癌症、中风等疾病。所以，青年人千万不要仗着自己精气足，经常熬夜或者作息不规律而透支健康。

我要提醒青年人的是，不要太贪图现代生活的便利，违背自然规律而人为地损害健康。现在空调、暖气已经基本普及，在夏天，人们喜欢待在空调房里不流汗，冬天也喜欢待在暖房间里不挨冻。这些现代化措施，的确让我们的生活变得舒服，可是如果使用不当，也会损害健康。

一年四季更替，人体会根据气候的变化调节身体。夏天天气潮热，人体常常会毛孔张开，以大量流汗来降低体温，这个时候最怕风湿邪气入侵。很多人大冬天骑摩托车不觉得有事，可是夏天却容易膝盖痛，就是因为夏天人的毛孔张开，湿邪容易入侵的缘故。同样道理，要是在夏天猛吹电扇和空调，邪气入侵身体，人就容易手足麻痹，还有出现面瘫的危险。

有些人可能觉得一直待在空调房里不应该有事，但这样的话，人体内的汗气总被压抑着排不出来，同样会不利健康。流汗是人体调节和排毒的一种途径，夏天适当出出汗，并不是什么坏事。

总之，青年时期是人一生中健康状况最好的时期，在这个阶段，如果能保持良好的生活习惯，保证最佳的健康状态，那么到了中年时期，就能为承担和开创辉煌的事业打好基础，也能为未来的老年生活提供健康保障。

由盛转衰——中年养生

从 45 岁起，人就进入到中年时期了。中年时期不算长，延续到 59 岁。很多人进入中年阶段后，对自己的衰老毫无知觉，直到某一天发现自己头发白了，跑不动、跳不动了，尤其看到两鬓斑白，才猛然意识到岁月不饶人。

中年时期是人生的转折期，我在前面讲阶段养生时就提过，人生四十是个"分水岭"，如果中年不注意养生，不好好保养，那么到了老年，就很容易疾病缠身，要健康长寿就难了。那么，在这个身体由盛转衰的特殊时刻，怎么做才算养生到位，将来能有一个健康长寿的晚年呢？

※ 中年期的生理特征

人过四十，人体的五脏六腑和身体各项机能的衰退会加速，过了 45 岁，衰老的迹象就开始明显。从中医学角度来讲，人的五脏六腑的衰老是不同步的，最先是肝气衰减，然后是心气、脾气衰减。这几个脏器功能的衰减会影响到肠胃消化功能和心脏的搏动。从西医学的角度看，人到了中年以后，胃黏膜会变薄，胃肌纤维的弹性也会减弱，胃酸和消化酶的分泌会相应减少，人的消化吸收能力也就随着减弱了。

虽然人的吸收能力减弱，可是很多中年人还是会发福变胖，这是怎么回事？这是因为人到了中年，生长发育基本停止，也就是《灵枢·天年》里说的"五脏六腑，十二经脉，皆大盛以平定"，人基本不长个子了，也不需要再完善什么器官的功能了。从西医学来看，人在这个时期已经很少分泌促进成长的生长激素，人体的新陈代谢速度减缓，每天需要的营养物质也相对减少。很多人如果食量很大，又经常吃一些高热量、高脂肪的食物，就没法消耗掉，很容易堆积在体内，变成了多余的垃圾，自然而然就变胖了。

中年人的心脏也很容易出现问题，这跟心血管系统的功能变化直接有关。从 30 岁开始，心脏输出血液量就开始呈下降趋势，到了中年时期，血液量的输出就会有比较明显的变化。血液量减少了，可是因为年龄增长，人的血管壁弹性会慢慢降低，血管运动的功能和血压调节能力都会减弱，心脏的负荷反而加大。我们知道，人的营养物质是通过血管循环运输的，血液里的胆固醇浓度会随着年龄的增大而增高，这会引起心脏动脉和脑动脉的粥样硬化。心脏和血管的这些变化，很容易造成心血管疾病，这也是冠心病、脑血管疾病在中年以后多发、频发的原因所在。

内在的变化当然会引起外表的变化。当人的五脏六腑发生了衰退，人的皮肤、头发这些外在的表象就会跟着变化。肾气衰减，人脸上就开始出现皱纹和各种皮肤斑点，头发也开始脱落、变白。当然这个过程是缓慢的、逐渐变化的，甚至在不留意时，还不易察觉，但衰老却是不可否认的事实。

另外，中年人的大脑已经过了鼎盛时期，加上心脏血液输出量的减少，大脑里的血液也会变少，人的大脑和神经系统也会衰退。中年人的情绪相对平稳，不会有过于激烈的反应。中年人的知识会更加丰富，理解力也非常强，但记忆力会明显不如青年时期。中年人的中枢神经抑制过程减弱，睡眠时间会变短，入睡也不太容易，很多中年人失眠，睡不安稳，就跟中枢神经功能的变化有关。

对中年人来讲，最明显的生理变化，与体内各种内分泌腺功能减弱有关。人到了中年，除了生长激素，胰岛素的分泌量也会减少，这让中年人患上糖尿病的概率增加。对中年人影响最大的还有性腺功能的降低。自性成熟后，女性体内的卵巢激素和男性体内的睾丸素分泌量都很高，这保持了两性旺盛的生育能力。但到了中年时期，这两种性激素的分泌量开始减少，容易引发人体内环境的改变。如果内分泌功能出现了紊乱，那中年人就会表现出更年期综合征，给人带来身体不适和心理问题。

尽管中年时期人不可避免地要开始走向衰老，但历来养生家都认为这是个延年益寿的好时期，如果保养得当，那么就能"中兴延寿"，延长自己的寿命。所以，这个阶段千万不要悲观对待，感叹青春年华的失去，而更要以积极乐观的态度面对生活，坦然接受即将到来的老年阶段。

※ 养生要点

张景岳说："中年左右，当大为修理一番，然再振根基，尚余强半"，这就是我提出中年养生的依据。结合中年人的人生状况和生理特点，我认为只要做到以下三个方面，中年养生的问题，就能很好地解决了。

第一，善于倾吐——减压力： 俗话说：笑一笑，十年少；愁一愁，白了头。可见人的精神状态对人的健康影响非常大，那些乐观开朗的人，会衰老得慢一点，那些经常发愁心情不好的人，就容易衰老。

情绪对人身体健康的影响，人们早有认识，《灵枢·百病始生》里说："喜怒不节则伤脏……脏伤则病起于阴也。"具体哪些情绪会伤害到内脏，《素问·阴阳应象大论》说"怒伤肝""喜伤心""思伤脾""忧伤肺""恐伤肾"。所以，情绪起伏过度对健康是不利的，要尽量避免。

人这一生都应该控制情绪，让自己尽量保持一个积极向上的心态，而这种心态对中年人来说尤为重要。中年人的人生正处在一个高峰阶段，要兼顾事业和家庭，肩上的担子非常重，精神压力自然就大了。我发现一些中年人，脾气特别大，一个月都看不到几次好脸色。你跟他们聊聊天，就知道他们的烦心事有多少了。有个在工厂做技术的师傅说过，在单位里，上面有领导要应对，下面有徒弟要带，有了重要的活，就得他挑大梁，做好了大家欢喜，做坏了可就是他的事；家里也不省心，真正是上有老，下有小，老人要照顾，读高中的儿子还不听话，不好好学习，让人担心会不会结交了坏朋友，惹上什么坏习惯。

生活的压力大了，人们常常都会有些逃避的念头，可中国人的传统美德是坚持，是承担，这无形中又给中年人增加了一道压力。精神压力巨大，偏偏就在这个时候，人的身体开始走下坡路，体力渐渐不如以前，精神状态也不行了，这就更让一些中年人烦恼苦闷，到这时候，还谈什么养生呢？

中医治病，讲究的是补不足、泻有余，对于过多的体内垃圾和情绪垃圾，全部疏通宣泄掉，这样人的身体和心态才能保持有益健康的平衡。

我认为，中年人养生，最重要的就是要学会给自己减压，要经常把生活里积压的各种不良情绪统统宣泄出来。向亲人或朋友倾吐烦心事，无疑是一种非常有效的减压方式。科学研究表明，善于倾诉、善于化解自己不良情绪的人，患心血管疾病和消化道疾病的概率要小得多。那些整天心情抑郁、感到生活沉重的人，最容易给神经系统和内分泌系统造成不良影响。所以，当感觉压力大，心情不爽的时候，不要再靠烟、酒来缓解情绪了，跟家人或朋友倾诉一下吧，或者找个陌生人说说话都是挺好的事。

第二，切勿过劳——避早衰：前面也提到了，中年人得兼顾事业和家庭，可以说是一生中最为繁忙的阶段。人一忙，就容易劳累、忽略必要的休息。中年人的元气和精力已经开始损耗，如果还不珍惜身体、多加休息，那当然会提前衰老了。

前一阵，著名的企业家李开复在微博上透露，自己患上了淋巴癌，这让很多人都非常吃惊。可是看一看他的工作情况，我们就得承认，他这病不是无缘无故就得的。据李开复的同事们回忆，他工作非常努力。在他的创新工厂，他每周工作时间都超过70小时，平均下来每天都在10小时以上，身体连个调整、恢复的时间都没有，长期如此，身体怎么能扛得住呢？

前面在谈到熬夜时我提到，很多人越熬夜越精神，越工作越有劲，这其实是不正常的，是在损耗自己的元阳，透支自己的精气。人的精气就像装在瓶子里的油，你能用多久，寿命就会有多长。可是每次你都用的多，续补进去的少，时间长了，它就会提前用完，比别人少活很多年。当人的精气耗费得差不多时，阴阳两虚，人没有了支持生命的精气，就会得大病，会加速衰老。中年人本来就已经精气过半，生命力不如以前，所以更要爱惜身体，才能保持精气、延缓衰老的到来。

对中年人来说，工作、生活都很忙，要专门做些健身养生的运动，可能有点困难。在这里我介绍一种间隙时间健身法，中年朋友们可在工作和生活的空闲时间里练习一下。

常梳头　中医学理论认为人的十二经脉和奇经八脉，这些经脉连接身体各个部分，在体内互相影响、共同作用。人的经络在头部汇集，如果能经常梳梳头，刺激头部的穴位和经络，就能延缓衰老。经常梳头能疏通血脉，改善头部的血液循环，还能降低血压，预防脑出血，对消除疲劳、延缓大脑衰退有独特功效。所以，每天早晨起来梳头时，大家不妨多梳几下，工作的间隙，也可以用手指当梳子，从额头发际线起，经过头顶梳到脑后，再从两侧经过耳朵的上部，梳到后脑，这样每次反复做几次，经常坚持，就会收到很好的效果。

揉耳朵　耳朵也是人体经络汇集的一个地方，耳朵上的穴位跟人体五脏六腑的生理功能息息相关，所以，经常搓揉耳朵，也能预防衰老。搓揉耳朵，就是通过刺激耳朵上的穴位来对脏腑施加有益的影响。经常搓揉耳朵，可以促进人体气血的运行，调节人的免疫力和代谢力，可以缓解疲劳，改善睡眠，对头痛、眩晕及神经衰弱等症状有明显的治疗作用。搓揉耳朵的方法也很简单，大家随时随地就能操作。

首先揉耳郭。两只手按捏住耳郭，用力均匀地揉耳郭、耳垂周围，揉到耳朵发热为止。其次钻耳眼，用两个食指轻轻插进两侧的外耳孔，像钻井一样来回转动，用力不要太过，要均匀，反复几次就好。然后捏耳垂，用拇指和食指轻轻捏住耳垂，反复搓揉，可以向下拉几次，力度不要太大。

按摩脚 俗话说"树枯根先竭，人老脚先衰"，经常保健一下足部，可防病强身。保健足部可以用热水泡脚，泡完后再按摩一下脚心，可以降虚火，还能镇静安神、疏肝明目，防治高血压、眩晕、耳鸣和失眠等症。平常上下班的时候，多走走路、爬爬楼梯，也能锻炼腿脚。

拍四肢 拍手及拍打四肢，能促进血液循环、疏通经络，激发人体的自愈力，改善人体的免疫功能，很适合短暂空闲时间里练习。

拍手的姿势是两手对称呈心形，表示用心去拍，两手掌对拍，稍微用点力，拍32次。人的手上有多种反射区，有"拍手治百病"的说法。根据全息理论，手掌与人的五脏，经常不断地拍手刺激这些区域，的确有利于五脏。

四肢分布着人体的十二条经络，拍打四肢可以保持血管弹性。拍打时应根据经络走向，上肢内侧由上往下、到手指，上肢外侧由下往上，到肩部；下肢外侧由上往下，内侧由下往上到腹股沟，注意是用虚掌，上下肢各32次，方法简便，随时随地均可进行。

无论是拍掌，还是拍打四肢，它是一个慢功，有一个时间积累的过程，通过返回头来看时，你才能判定，确实有显著效果。

第三，调节应对——更年期：中年人的身体开始走下坡路，生育能力也开始走下坡路。中年时期是女性的生育力，男性的性能力也开始减退。因为性能力的衰退，很多人会出现更年期表现，女性更年期症状要比男性普遍和明显。

中医学认为，更年期综合征是天癸衰竭、肾气不足导致的阴阳平衡失调，用西医学解释，就是性激素的减少锐减，引发了人体内分泌紊乱。

更年期综合征不是人人都会出现，但处在这个阶段的中年人普遍会出现一些生理和心理上的问题。比如女性会出现浑身潮热、心悸、胸闷和气短的问题，严重的还会失眠、情绪不稳、喜怒无常、记忆力严重衰退等。针对中年人出现的这个特殊问题，我的养生建议是根据个人身体状况，适当调摄，避免出现综合征，或者尽可能缩短更年期的反应时间。

个人调摄，可通过食物和药物调节进行。从中医学上讲，既然是肾虚，肾气不足，那就应该滋补肾气、调整阴阳。但是，肾虚又分为很多种情况，常见的是肾阴虚和肾阳虚，这两种肾虚的症状不同，调理起来也要区别对待。

一般来讲，肾阳虚的人容易腰酸，四肢发冷，容易畏寒，有些还有水肿现

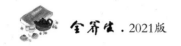

象，是寒的症状；肾阴虚的人是腰酸、燥热，容易盗汗、虚汗，有头晕、耳鸣等虚热的症状。肾阳虚的要补阳，肾阴虚的当然要补阴了。

中年人可以根据自身的具体情况，明确自己肾虚究竟是虚在哪里，然后选择相应的进补食材和药物，这样才不至于越补越糟糕。

除了在饮食上进行调节外，中年人还要通过心理调节来有效应对更年期。这个时期，女性要开朗自信，要正视自己的身体变化，不要陷入怨天尤人的负面情绪里去。这个时候，不妨多进行户外运动，走走看看，或者找些新鲜的、有兴趣的事来做，让生活变得多样一些，从而达到调节心情的目的。

中年时期是人从发育成熟到衰退的转折期，也是生命的必然。既然这样，我们就要用乐观积极的态度面对它，接受这个现实，然后积极应对、积极调整，相信这样度过中年期的话，不但衰老会被延缓，就是步入到老年时期，也会更健康、更幸福的。

阳强则寿——老年养生

人的寿命究竟有多长，到现在也没有人能准确地回答这个问题。古代生活条件、医疗水平差，对大多数人来说，能活到六七十岁，就算得上长寿了。古人逢60岁要做大寿，一则这是甲子一轮，能活到这年岁不容易，二则60岁以上就是真正的老人了，所剩的年月不多，是子孙们敬老的方式之一。能活到70岁的，就是"古来稀"，自古就很少。但也有活到八九十岁的人，甚至百岁多的。

然而，随着生活水平、医疗水平的提高，我国人口目前的平均寿命也大幅提高，基本达到了70岁以上。但一个人究竟还能活多少年，就全看自己的健康水平和保养效果了。

※ 老年人生理特征

假定一个人能活100岁，那么从60岁算起，到最后离世，还有40年时间，比一生中其他的生理时期都长。《灵枢·天年》里，有一段文字详细叙述了人衰老的过程："五十岁，肝气始衰，肝叶始薄，胆汁始灭，目始不明。六十岁，心气始衰，苦忧悲，血气懈惰，故好卧。七十岁，脾气虚，皮肤枯。八十岁，肺气衰，魄离，故言善误。九十岁，肾气焦，四脏经脉空虚。百岁，五脏皆虚，神气皆去，形骸独居而终矣。"

从这段描述来看，老年人的衰老是一个渐变的过程，五脏六腑的衰退是不同步的。维持肌体正常功能的内脏和血气如果衰退了，人的面貌和精神状态也就逐渐衰老了。

关于衰老，中医学有很多解释，包括肾虚致衰、脾胃虚弱致衰、气滞血瘀致衰等等，不管是哪种解释，可以明确的一点是，老年时期，随着脏腑机能的衰退，外在表现也会出现衰老。那么，老人具体的衰老是什么呢？我们就从内到外地介绍一下。

首先，老人身体各大器官的功能逐渐衰退，脏器器官和肌肉萎缩，消化吸收功能衰退，新陈代谢的速度变得更慢。有些细心的人会发现，老年人喜欢吃口感软的食物，这跟牙齿松动有关，也跟消化功能退化有关。一般食物煮得越熟越烂，吃到肚里越容易消化。还有，老年人如果不小心磕破了、划伤了，伤口很难愈合，这与新陈代谢的速度减慢有关。老年人的体力和抵抗力也都变差，让人觉得"形羸气弱"。

从表面上看，老年人的特点是越老皮肤上的皱纹和斑点越多，头发逐渐脱落、花白，身材也发生变化，显得比年轻时候要矮小，有些人还会出现驼背。随着年龄增长，老年人的精神状态会越来越差，经常坐着打瞌睡，躺下又失眠睡不着。老年人精神的变化与神经系统和大脑萎缩有关，很多老年人容易犯糊涂，就是大脑衰退引起的。

上面我们讲的是大多数老年人会表现出来的生理特点。可是，也有一些老年人并不是这样。我们经常见到精神矍铄的老人，一把年纪了照样思维清晰，走路有劲儿，气色好得就不像个老年人。这种情况我们古籍也有记载，陈直在《养老奉亲书》就提到过这种"年逾七十，面色红润，形气康强，饮食不退"的老人，他说通过诊脉可以发现，这些老人不是真的"真阳血海气壮也"，而是"老人延永之兆"。就是说，老年人的真阳和血气已经亏空，但这些身体健康、精神很好的老人是靠着一股"虚阳气"的支撑，表现出年轻的状态，所以是延年长寿的征兆。陈直认为，这股"阳气"虽然虚，但对长寿很重要。他说："常得虚阳气存，自然饮食得进，此天假其寿也。"这虚阳可是老天给的延年益寿之气，老年人千万不能因此就泻火、泄阳气，要不然就有损寿命的失误了。

明代的医学家张景岳曾提出，老年人寿命长短的依据是"阳强则寿，阳衰则夭"。就是说，如果老年人阳气强，就容易长寿，阳气不足，就容易夭亡。这里的阳就应该和陈直所言的"虚阳"类似。

有人疑惑说，人要身体健康，不是得阴阳平衡嘛，怎么又说"阳强则寿"呢？这是因为老年时期精气耗损，阳气已经大大不足，所以才要特别强调、特别重视阳强则能长寿的内在机理。

※ 养生要点

明白了老年人的生理特点，我们可以发现，老年人养生的关键就在于"阳气"。也就是老年人养生要养阳，要阳气充足才行。针对老年人养生的这个特点，我总结出了以下几条老年人具体的养生方法。

一是饮食上，要"温热软熟"避冷硬：老年人的牙齿大多不好，年纪越大，牙齿松动、脱落的就越多，咀嚼能力就弱了，这时候要是还吃很硬的东西，估计咬起来就特别费劲，不容易嚼烂。蔬菜或者主食，如果做得太硬，老年人没法嚼得很烂，吃下肚子后就不容易消化。因为老年人的脾胃功能变弱，消化液和消化酶的分泌量都减少了，吃了这些不容易消化的食物，就容易不舒服，甚至引起疾病。所以，老年人的饮食要烂、熟、软才算最合适。

老年人阳气不足，不耐寒冷，如果吃了冷食，容易搁到肚里，消化不了，出现消化不良。用西医学解释，吃了冷食，人的胃壁血管会收缩，减少供血，不利于消化。胃部的这种反应还会反射性地引起其他内脏血液循环量的减少，不利于健康，所以老年人不要吃冷食，要吃温热的、适宜入口的食物。

另外，在食物上，老年人也应该多吃温阳补虚的食物，少吃性寒的食物。像羊肉、韭菜、茴香、大枣等都可以增强人的阳气，老年人可以多吃一点。

老年人的味觉和食欲都较差，吃东西时常常觉得没什么滋味，因此老年人的饭菜可做得色香味美一些，以引起老人吃饭的兴趣，避免吃得过少。在饮食的量上，老年人吃到七八成饱就行了，量不求多，但要有营养，还要营养齐全。老年人要适量吃肉，补充蛋白质，还要多吃杂粮和蔬菜，保证体内有足量的纤维素和各种维生素。只要吃得健康，吃得舒心，老年人的身体自然就好了。

二是生活上，要避风防冻护阳气：阳气不足，就容易怕冷，老年人大多数情况下都不耐寒，特别要注意保暖防寒，保护阳气。

说到保暖，老年人的腹部和腰部一定要保暖。腹部是脾、胃、肝等脏器集中的区域，要是受凉、受寒，会影响消化系统功能。老年人的脾胃本来就弱，如果不注意保暖，那就是雪上加霜，损害会更厉害了。我们都知道，腰部是肾脏所在的区域。老年人肾虚，如果受到外界寒邪入侵，就更容易损耗精气、减损寿命了。老年人的免疫力和抗病能力都很弱，如果不注意保暖，引发感冒，就很难痊愈，还容易转换成其他疾病。

有一年冬天，我接诊了一个病人，是个老年人，得了感冒，并不严重，我就给他开了几服药，让他回家好好调养。结果过了一个多星期，老人家又来了，说又感冒了。我把了把他的脉，发现已经不是简单的感冒了，而是肺部出了问题，就让他做个 X 光检查。果然，老人的感冒已经发展成了肺炎。他这个病，原因是感冒好了以后，身体还没有完全恢复，没注意又着凉了，发展成了肺炎。

老年人得肺炎，与年轻人不一样，他们有时不一定发烧，身体不适的敏感度降低，很容易让人忽视病情，如果不及时治疗，很可能引发呼吸或心功能衰竭等问题。

所以，老年人一定要保暖，天气太冷的时候，要尽量减少出门，出门也要穿暖了，别吹冷风冻着，出门帽子和口罩应作为必备的东西。在家里，也可以经常穿上背心，保证胸、腹部和背部不受凉。晚上睡觉，要暖暖脚、暖暖胃，这才能睡得舒服，睡得健康。

三是心理上，要知足谦和而不怠：很多人到了老年，要么脾气又倔又古怪，经常跟家人闹得不开心，自己也容易生气；有些人则悲观失落，情绪消沉。像这两种情况，都不是健康长寿本该有的好状态。

人到了老年，要知足谦和，心胸放宽，不要计较太多，这才是长寿的好心态。著名国学大师季羡林活了 98 岁，记者采访他，问他养生秘诀是什么，他说他有个"三不主义"，就是不锻炼、不挑食、不嘀咕，这不嘀咕其实就是一

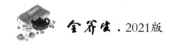

种心态，不抱怨、不生气，知足坦然，也就活得自在健康了。

中医学讲人的七情六欲如果不加节制，就会对身体造成伤害，像生气、忧郁和高兴，这些情绪都应该控制，不能过度。说白了，就是人要尽量保持情绪的平和，心静了，情绪平和了，人的身体也就安稳了。

著名作家冰心，出生于1900年，一直活到1999年才去世，享年99岁，被称为"世纪老人"。她的人生座右铭就是"宁静致远，淡泊明志"。对于死亡，冰心说这是"将历史的悲欢离合交还了世界，自己微笑着享受最后的安息"，态度非常祥和。但是在这生命的最后阶段，冰心并没有坐以等死，而是非常积极地面对生活。她种花、养猫，还坚持写作，这些活动让她精神愉悦，心境开朗，所有这些都是促使她长寿的有利因素。

所以，老年人心态要好，要接受年老的现实，对生活要知足，同时还要积极生活，不要让自己懈怠懒惰。要做些有意思的健康活动，这些对老人的长寿都很有帮助。

四是适当进补防衰老：现在，老年人的补品种类很多，有补钙的，补脑的，补肾的，还有补蛋白质的，真是花样繁多。吃补品已经渐渐成为我们生活中常见的情况，给老人送礼，很多人都会选择补品。

老年人精气不足、气血不足，适当用些补品是可以的，但一定要根据自身情况来选择补品，不然可能会达不到相应效果，反而出现问题。吃补品的时候，要注意饮食，不要吃一些和补品相冲突的药品和食物，补品不要同时吃几种，以免影响正常的饮食。老年人不像年轻人，可经不起各种功能相反的药物在体内互相作用的折腾。

第三章
养生三要

我在教学和调研中发现，中国人知道养生的人多，但知道怎么正确养生的人不多。看到越来越多的孩子早早戴上近视镜，越来越多的青年人患上老年性疾病，我真是感到焦急和不安。现在我们的生活好了，人们对养生保健的认识却还没有一个正确、明确的观念，对全养生的认识还很薄弱。所以，我有必要给大家普及一下正确的养生理念，帮助大家建立良好的生活习惯。

我首先要强调的是养生"三要"：养生要及早；养老要及时；养病要及良。

养生及早：从青少年做起

拥有时不珍惜，失去时才觉得珍贵，人们对健康就是这种态度。文学家兼历史学家郭沫若曾经说过一句话："年轻人有的是健康，因而他就浪费健康，甚或花天酒地，到了觉得健康宝贵时，已犹如把钱花光的败家子，也就是失掉了健康。"这句话就很引人深思。

我有个学生，非常刻苦，经常趴在桌前学习到夜里12点才休息。他身体底子很好，从高中起就养成了这样的学习习惯，身体一直没什么大毛病，也就不觉得自己这么做有什么不好。可最近这个学生很苦恼，一直找不到合适的女朋友，怎么回事呢？听他身边的同学说，很多女孩子接受不了他高度近视，觉得他微微驼背的体型也不好看，不愿意跟他来往，就这么简单。原来他多年来不良的坐姿和学习习惯破坏了他的体型，影响了他的视力，让他看起来没有年轻人的勃勃生气，也让他在异性面前不受欢迎。除了体形问题，这位学生的心、肺也受到压迫，他现在还年轻，感觉不是很明显。如果他继续这样下去，等到他年纪再大点，心、肺功能的问题就会显现出来。后来，这个学生自己也意识到自己不良习惯的危害，开始刻意纠正，并经常锻炼，但毕竟有些晚了。因为他的骨骼已经基本成型，身形要矫正回来非常困难。

所以，养生要及早，越早越好，千万别等健康出了问题，才想办法补救，大多时候，这种补救已经不起什么作用了。

在这里，我希望家长、学校和社会都重视起来，让孩子从小就了解养生的重要性，掌握养生方法，从青少年做起，让他们早日养成良好的生活习惯。

※ 养生知识要纳入中小学教材

经过多年的调查，我觉得将养生知识纳入中小学教材，从科学知识传授的角度普及教育，会让更多的青少年因掌握正确的养生法而获益。

中医养生理论其实没有人们想象的那么复杂，很多理论就来自于日常生活和经验积累，所以不用担心写入教材后，青少年们看不懂、学不会。根据多年研究医学典籍和养生典籍的经验，我认为中医养生的关键在于"健康五要素"，也就是良好的心态、适当的运动、合理的饮食、充足的睡眠和宜人的环境。从这五要素入手，针对青少年的具体情况编写相应内容，告诉他们在碰到心理压力时，应该怎么应对、如何养成良好的运动习惯，以及吃什么、喝什么更健康等等，相信这只会有利于青少年的健康。

现代社会竞争激烈，中国人又急于求成，望子成龙心切，不知不觉把很多社会压力强加给了青少年。越来越多问题少年的出现，应该使我们警醒，很多青少年患上抑郁症，或形成反社会人格，都是这种压力太大的结果。如果能从小培养孩子自我减压、调整心态的能力，就会减少很多此类患者。

在教材里告诉孩子们，哪些东西是对身体有利的，哪些东西会损害生命健康，这样孩子才会明辨是非，才能健康成长。

※ 让孩子从小掌握养生方法

怎么让孩子从小就掌握养生方法呢？那当然是教育孩子、帮助孩子养成良好习惯，教给孩子一些养生知识。比如说，肯德基、麦当劳等快餐食品热量高、含糖高，不能多吃，要适当控制。可口可乐、百事可乐等碳酸饮料，也不要多喝，要解渴，还是温开水或茶水最好。

现在电子产品已经非常普及，不管是电脑、手机、Ipad 等产品，都可以配上耳机，这样听音乐或者英语的时候，就影响不到别人。但是，经常听耳机会损害听力，要告诉孩子不要经常用耳塞，晚上睡觉的时候最好摘掉，不要听着音乐入睡。

看电视、玩电脑，还有看书等耗费视力的活动，不要持续太久。用眼时要适当闭上眼睛休息一下，或者做一做眼保健操，向远方眺望，让眼睛放松休息。

如今孩子们的学业比较重，娱乐又以玩具和电子游戏为主，跑跑跳跳这类的活动很少。大多数时候，孩子们都是坐着的，在学校里坐，玩游戏还是坐，出行有汽车还是坐着。久坐会让人血液循环减慢，孩子们本来血气充足，喜欢蹦蹦跳跳，可这样一来，很容易全身血气不通。经常坐着，一些孩子可能觉得不舒服，会扭曲身体，让自己舒服点，这就容易出现骨骼变形问题了。家长和老师们应该随时提醒孩子，多运动、多去户外跑一跑，不要整天坐着。就算坐着，也要姿势端正，坐直了，坐好了。

如果上面提到的这些方面都能做到，那么孩子们小小年纪就不会在戴上近视镜，也不会年纪轻轻就出现颈椎问题、腰椎问题。

《黄帝内经》里说："夫病已成而后药之，乱已成而后治之，譬如渴而穿井，斗而铸锥，不亦晚乎"，可见养生一定要早，如果等生病了再治疗，那就像口渴了再打井，战斗都开始了才想着铸造兵器一样，那就太晚了。

养老及时：不老就要防衰

判断一个人是不是老人，我们习惯于看年龄，如果他年龄超过 60 岁，我们就可以说他是老人了。但是事实上，这样简单划分不容易反映一个人真实的健康状况。中国古代名将廉颇，年老以后退隐在家，还能一顿饭吃1斗米，10斤肉，披甲上马，身体非常好，一点也不显老态。有些人，刚过了50岁就开始眼花，精神不振，甚至弯腰驼背，头发花白，老相非常明显。这些现象会让我们明白，人就算年龄大了，身体也可以依旧年轻。同样，很多人也可能年龄不大，但未老先衰，身体提前进入老年状态。所以，老不老，年龄只是一个衡量的标杆，身体状态才是一个关键依据。

生老病死是生命的一个轮回，一个必然，没有人能逃脱衰老和死亡。历史上很多帝王将相都渴望长生不老，寻求什么海上仙方或者不死丹药，可是也没见有人活到了现在。衰老无法对抗，但是我们可以延迟衰老，减缓衰老的速度，让自己的人生更健康、更长寿。在古代，就有人提出过相应的观点，并进行积极探索和实践。道家就说"我命在我不在天"，强调人通过炼丹、练气功、打坐修炼等主观努力，顺应天道的变化积极养生，就可以实现健康长寿的目的。

我不提倡大家用道家那些方法来延缓衰老，但是可以学习道家及时养生、及时保健的观念。我认为人不能等老了再养，那就来不及了，而要在没老之前就养生，必须把握住人生的几个养生关键期，积极防衰老，才能推迟自己的衰老，有效地延长自己的生命。

根据很多医学方面的统计，我们发现现代社会患上三大致命性疾病的病人很多，这三大病就是癌症、心脏病和脑卒中。为什么这三种病会这么流行？我认为跟现代人过早衰老有关。现代人生活节奏快、注重享乐，经常因为工作或者过度玩乐损耗精气，不知不觉中机体就先衰老了。衰老让人脏腑失调，气血运行紊乱，那么癌症、心脏病和脑卒中这些并就多了起来。

因为老，人容易患病；因为病，人加速衰老。衰老和疾病是相互影响、互相促进的一对因素，人一旦陷进这种恶性循环里，那么健康和长寿就很难幸运地来到我们身上了。

衰老和疾病的这种关系，在生活里显而易见。比如老年人容易昏迷，一些让年轻人轻微发热或腹泻的病，要是老年人得了，就可能严重到昏迷。老年人不容易感到口渴，体内水分缺乏的时候想不起来喝水补充，这就容易引起体内水、盐平衡紊乱，进而引发各种各样的疾病。从中医学来讲，老年人五脏六腑的功能都减弱了，对五谷等食物的消化能力变差，身体消耗的精气得不到补充，就容易加速内脏的衰老，这就是一种恶性循环。

由此而言，要想健康长寿，就要避免让身体过早陷入这种不良循环中，就要在没老的时候加强调养，形成有益的健康循环。中青年时期是人重点保养的开端，千万不要错过这样的时期，要不然到了真正老年来临，就补救不回来了。

要记住，衰老得早，寿命必然短；衰老得晚，寿命才会长。赶快行动起来，全面调理，让健康长寿伴随自己美好的人生吧！

养病及良：要有良好习惯

世界卫生组织（WHO）早就指出，个人的健康和寿命60%取决于自己。在取决于个人的这些因素中，生活方式又是主要因素。大量的医学调查和研究表明，很多疾病的发生都跟熬夜、烟酒过度、饮食不当和缺乏运动等不良生活习惯相关。所以，我提出的养生三要，最后一条就是养病要及良。"良"就是恰当的调养方法、健康的生活方式。养病及良的意思就是，人在防病、治病的同时，要配合改变不良的生活方式，才能收到更好的养生作用和治疗效果。

古人常说是"三分治，七分养"，药物发挥的作用占三成，而人自我调节恢复健康的本能却可以占到七成。这其实很好理解，中医在治病的过程中，讲究忌口，一些东西不能吃，一些不良习惯要改变，这才能有效治病。可是一些病人很顽固，一边吃药一边却违反各种禁忌，这样的病人，就是华佗再世恐怕也治不好。

因此，养病要及良，要以良好的生活习惯恢复自身的正气，那么病邪自然就会祛除，恢复健康。养病要及良，我认为一定要做到下面两点。

※ 防病——养正避邪，提高自身的抗病能力

早在两千多年前，《黄帝内经》就教给我们"不生病"的智慧。《素问·上古天真论》里说："虚邪贼风，避之有时，恬惔虚无，真气从之，精神内守，病安从来？"道理其实很简单，也就是说，人如果全身正气充足，那些让人得病的邪气就无从而入。所以要不得病，就要养正避邪。

在中国历史上，很多医学家都认为防病重于治病。名医扁鹊就给魏文王讲过这么一个故事。他说他们家三兄弟都是医生，要论治病救人，他的名气最大，他二哥次之，大哥的名气最差。可是，要说到三个人养生的本领，扁鹊却说刚好相反，他大哥最厉害，而他是最差的。为什么呢？因为他大哥能在病人还没有发病前，就看出发病的征兆来，及时医治，这个人就以为自己没什么病，这个医生也没怎么治，所以大哥的名气就不大。他二哥是在病人刚刚发病的时候，就能诊断出病根，随后治疗，人们就以为他只会治疗一些轻微的小病，所以名气只在乡里传颂。扁鹊说自己医术最差，要到病人病情严重的时候，才能诊断出病因，紧急抢救。人们看到他给人扎针放血，用药敷药，把快死的人抢救活了，就觉得他很厉害，所以名气就传得广。

这个故事虽然是扁鹊谦虚的话，但从另一方面来看，古代的医生是重视病要早诊断、早医治的，越早能诊断出病因的医生才是好医生。照这个道理来推论，要是一个人能提早预防疾病，那才算真正会养生的人。

中医学一直强调"正气存内，邪不可干"。说简单点，就是一个人如果自身正气充足，那么就不容易受邪气的侵犯，就会少生病。西医学也证实，如果一个人自身强壮，免疫力很好，那么这个人就不容易得病。人最容易在什么状态下得病呢，基本都是劳累过度、身体疲惫、精神状态不佳的时候，这时候人的身体虚弱，是正气薄弱的时候，最容易感受邪气而生病了。

那么如何才能养正气呢？最根本、最主要的就是从建立良好的生活方式做起，包括合理规划生活作息、饮食适宜、精神乐观，再配合适当的运动，身体自然就会气血流畅，保持最佳状态。这种身体的最佳状态，就是正气充盈的时候，最不容易生病了。

很多人仗着自己年轻，或者身体素质好，对一些不好的情况不加提防，从而染病。《素问·上古天真论》里说的"虚邪贼风，避之有时"，就是教我们在养正气之外，碰到气候骤然变化，或某些流行性疾病盛行的时候，要注意"避其毒气"，做好隔离防护措施，不要毫不在意、不加躲避。古人把流行性疾病称为"瘟疫"，历史上很多"瘟疫"盛行时，青壮年大量感染，这说明单靠身强体壮是不行的，要善于避邪，保护自己才行。这次在湖北武汉发生的瘟疫，便是典型的例子。

自然，像"非典"、新冠肺炎、禽流感这些传染性很强的疾病流行时，大家就要避免去人群密集的地方，不要不加防护措施就跟患者接触。如果贸然行事，那么感染的概率就会大大增加，这不仅是对自己不负责任，也是对社会不负责任。

※ 治病——三分治七分养，提高临床疗效

防病，能防住当然对健康最好。可是，毕竟我们是人，吃五谷杂粮，难免生病。人得了病之后，体质会变弱，跟疾病抗争的过程，也就是消耗精气的过程。要想疾病早点好，还不留病根，那么"养"就很关键，很重要。生病以后调养得当，不但病好得快，人的元气也恢复得快，就能保证精气不受损，对寿命也不会有太大的影响。

《素问·汤液醪醴论》里说："病为本，工为标，标本不得，邪气不服。"这话是什么意思呢，就是说生病的人为本，医治的医生是标，标本不合作，那么邪气就不能被制服。换成我们今天的话就是，患者要跟医生合作，双方配合才能迅速、彻底地战胜疾病。

我见过一个患有慢性咽喉炎的患者，已经到了影响正常生活的程度。医生给他开了药，吃了几天，感觉好了，就自作主张不吃药了，还继续抽烟、喝酒，不改自己往日不好的那些生活习惯。没多久，咽喉又不舒服了，跑去找医生，还埋怨医生不给他好好治病，吃了药只管了一阵。那医生了解了他的生活习惯后，就严肃地说："你要是不听我的嘱咐，不好好吃药，不改变那些抽烟、喝酒的习惯，这病我没法帮你治好，就是华佗再世也治不好的。"

这医生说的没错。咽喉是呼吸道和消化道的一个关口，这里有了问题，会影响到呼吸和消化两个系统。要治好咽喉炎，生活中就得注意三个方面的问题：一是不能喝酒、抽烟、吃辛辣的东西，这些都得经过咽喉，对咽喉是个刺激，要特别注意；二是要多到空气清新的环境中待着，污染的环境在吸进肺部之前会经过咽喉，当然对患病部位不利；三是要适当运动，让血气活跃，或者

说提高自身的免疫力，这样才能迅速康复。可是这个病人吃药不坚持，还不改抽烟、喝酒的坏习惯，那肯定不行。就算坚持吃药，如果不坚决改正这些不良的生活习惯，去掉对咽喉不良刺激的因素，那么这病治起来就难，总是不见好转。

因此，我还是要强调，治病要"三分治七分养"，把七分的精力都放在日常调养上，那么治疗效果才会迅速提高，身体才会恢复得快，也就少受几天病痛的折磨。

说了这么多，我希望我提出的"养生三要"，能引起读者的重视。养生不是中老年人的专利，也不能等到中老年时才开始。养生，应该贯穿人的一生，做到养生应及早、养老应及时、养病应及良才行。如果我们从很小时候开始，就运用科学的养生方法来对待生活、对待自己，那么无论在人生的哪个阶段，我们都能拥有非常健康的身体。到了晚年，没有病痛、没有烦恼的老年岁月才会来临，那么我们的幸福指数就会提升。

第四章

防衰三步

根据一个人成长的周期来看，养生需要全程保养，但在做到全程养生的过程中，我们应有重点、有侧重。在中年之前，人的生命力很旺盛，很充足，养生的关键在健康成长上，中年之后，人开始走上衰老，这个阶段，预防衰老就是关键了。

预防衰老，可以说是现代养生的一大课题，很多国家都在研究衰老，以及如何预防衰老。在这方面，我们祖先也给我们留下了很多宝贵的理念和经验。根据传统理念，结合现代防衰老知识，我认为防衰需要三步走，即"未老宜先养、欲老需重调、既老慎防病"。这个"防衰三步"，继承和发展了《黄帝内经》里"治未病"的理念，把预防疾病重于治疗的理念发展为以预防为主，预防衰老重于延缓衰老。防衰三步针对不同阶段的人，提出不同的防衰重点，强调"前移战略"。不仅要及早养生，更要将调、养、防、治四种方法有机结合，提高防衰老的效果。结合临床实践，"防衰三步"的确能提高老年人的健康水平和生存质量，达到"六十之前不衰老，八十之前不患病，轻轻松松一百岁，快快活活一辈子"的理想状态。

未老先养——善保养，更年轻

在现实生活里，我们经常会碰上这样的事，年轻时候身体某个地方的损伤，到了老年才显出严重的病痛来。

　　我有个邻居，突然脚脖子疼得走不了路，去医院经过检查，说有些风湿。我这邻居很纳闷，怎么身上其他地方没得风湿，就这脚脖子先风湿了呢？他后来跟一个老骨科大夫聊天，那大夫问他是不是年轻时脚脖子受过伤，他仔细想了想，才回忆起有一年打篮球，不小心扭了脚，可那时候蹭了、扭了都不当回事，也没去看，让伤处自己恢复了。老大夫捏了捏他的脚踝说："你这是旧伤没恢复好。你这伤，当时没伤到骨头，但伤到筋了，你没治，没彻底治疗，就留下病根了。现在上了年纪，这个地方就成了身体的一个薄弱环节，当然容易得病了。"

　　很多妇女坐月子的时候，老人们会劝她"包好头，别吹风，就是大夏天也要防风，要不然到了老年就容易得病"。这有没有道理呢？其实是很有道理的。刚刚生完孩子的妇女身体极度虚弱，如果邪气侵入，一时半会可能没有感觉，但到了老年时期，就可能发病。所以，即使年轻，也不能忽视保养，尤其是防衰老。

　　《黄帝内经》指出，35～40岁是人体由盛转衰的时期，我把25～40岁这段时期称为"未老"。这个时期可以说是人生中的"黄金"期，生命的各项功能达到最好程度，人的整个状态都非常好。然而这个时期也是抗衰工程中最容易被忽视的时期，很多人认为，青壮年时期身体那么好，生命状态那么强，根本不需要防衰老。要说青壮年时期不需要养老还行，不需要防衰老，那可就不正确了。衰老是需要提前预防的，我前面讲的那个事例，就说明老年时患上的一些病，是在青壮年时种下的病根。如果青壮年时不注意防护，不好好对待身体，那么老年疾病以及快速衰老都可能缩短我们的寿命。所以说，青年时期打下良好的身体基础，才是延缓衰老的关键。我强调"未老先养"，就是要大家在尚未衰老的青年时期，通过正确的防护养生来推迟衰老的到来。

　　说到怎么未老先养，我觉得青壮年时期，要特别注意一些日常行为。一说到养生，大多数人都认为多吃某种食物、多做某种运动就算养生，这其实是个片面的观点。事实上，养生涉及我们生活的方方面面、点点滴滴。比如，你特意吃某种养生食品、进行某种养生锻炼，那是养生，但肚子饿了吃饭，困了累了睡觉，天气冷了加衣服，天气热了降降暑，这也是养生。养生可以说跟日常生活息息相关，你一些日常的生活习惯，日积月累下来，就会成为促进健康长寿的因素，或者损害寿命的原因。

就拿我来说，我做研究，也教学生，在学校里就是一名老师，要经常上课，给那么多学生上课，一堂课就是几十分钟，最累嗓子，有时一天讲课下来，口干舌燥，不喝水润润嗓子，就觉得难受。我有个习惯，无论去哪里都随身带着保温水杯，时不时地喝一点，水从来不喝凉的，每次都要温热。为什么要这样，因为一个人长时间用嗓后，突然喝冷水或冰水，特别容易让声带收引凝滞，时间长了就可能引起炎症结节，最后转化为声带息肉，严重时就得做手术切除息肉。所以教师、医生、歌唱家和节目主持人这些经常用嗓子的人，常喝温开水本身就是在养生。

喝温开水还有个好处，就是对胃有利。人体的胃是有温度的，喝温开水，人体很容易适应，但喝过烫的水，就可能烫伤口腔、食道、胃黏膜，甚至诱发胃癌；喝冰水或冷水，也会刺激到胃，久而久之就可能导致胃痛，影响食欲。

所以，要防止衰老，除了特意进行一些特殊保健外，更要注意生活中衣食住行的一点一滴、一举一动。比如，说话不要太大声，以免损伤声带；看书时间不要过长，以免造成眼睛疲劳；房事不可过于频繁，以免耗损肾精；饮食不能过饥过饱，以免损伤脾胃等等。

要是人能在年轻力壮的时候就懂得惜精养生，不任意妄为，不肆意挥霍健康，并且养成良好的生活习惯，那么未来就会事半功倍，让衰老变慢，老了养起来也更容易见效。所以，"未老先养"是防衰抗老工程的第一步，也是健康长寿重要的基石。

欲老重调——及时调，振根基

防衰三步的第二步，主要针对中年时期的人，这个时期是人体机能的一个转折时期，我称之为"欲老未老"的阶段，也就是就要老了，但还不是真正的老年。

在这个"欲老"时期，男性跟女性有些不同，根据《黄帝内经》里"女七男八"的周期来分，女性五七至七七，即 35 ～ 49 岁；男性则晚一点，从五八到八八阶段，即 40 ～ 64 岁，人生大致在 40 ～ 60 岁，可以算为"欲老"阶段。

在这个阶段，人体的五脏六腑都使用了 40 多年，脏腑功能开始由盛转衰，难免会出现问题。所以，到了这个阶段，养生应该重调理，修复身体的损伤，保持年轻的状态。张景岳在《景岳全书·中兴论》里说"人于中年左右，当大为修理一番，则再振根基，尚余强半"，说的就是这个道理。

到了中年时期，不管身体曾经怎么样，都该注意健康问题了。现在，常规体检已经成为很多单位提供给员工的福利，千万不要觉得每年体检太麻烦。中年人的身体状况，不像青年时期那么稳定，很多疾病可能都处在潜伏期与爆发的边缘，今年没问题，到了明年，可能问题就出来了。所以保持按时体检，对我们健康长寿是有好处的。不管怎么说，早发现健康问题总比晚发现要好很多，不管是调理，还是治疗，错失了最佳时机，就会变得复杂起来。

及时发现问题是一方面，另一方面，可以进行食疗或适当服用一些抗衰老药物。食疗可以根据自身情况，选择合适的食物进行调理，比如有的人体寒，就要温阳，有的人气虚，就要补气。但不能认准一个法子，不顾个人具体情况盲目进补。

食疗适合身体没什么大毛病、日常工作不紧张、生活压力不大的人群。如果身体已经出现问题，或者是工作压力较大、时间紧张的中年人，就可以选择药物调理了。现在抗衰老药物和营养品的种类很多，选择适合自己的并不是太难。

虽然抗衰老药物和养生产品市场很庞大，但是各种产品鱼龙混杂，良莠不齐，我们在挑选时一定要谨慎，不能只看广告和价钱，要看产品来自哪里，是哪里生产的，有没有获得国家或国际专利。像保健食品类产品最好有"蓝帽子"标志，这是我国保健食品专用标志，颜色是天蓝色的，像个帽子一样，有这个标志的产品，一般是经过国家食品药品监督管理总局批准的正规产品，可以信赖。

在选择抗衰老药物和保健食品时，可以先找有经验的专家进行诊查，判断自己属于哪类体质，哪些机体功能减退了，需要进补，这样再有针对性地购买产品，效果要比盲目选择好。一般来说，获得专利，并且有知名大学教授和研究院专家推荐的产品可靠性比较高，值得购买。

"欲老"重调，除了饮食和药物调理外，选择一种适合自己的养生方法，也是一个有效的调理途径。很多业余爱好和养生运动都具有调理养生的功效，比如钓鱼、养花、练习书法等，还有练习八段锦、太极拳等。这些活动大都有怡情养性的作用，坚持下去，到了老年就成了充实老年人生活的事，对人的身心健康都有好处。选择此类养生法可根据自己的性情爱好来选，不一定要跟别人一模一样。据说朱德元帅一生酷爱书法，晚年养生的秘诀之一就是坚持每天练习书法半小时，而刘伯承元帅喜欢打太极拳和看书，他们一个活了90岁，一个活了94岁，都很长寿。

总之，在"欲老"阶段，我们每个人都要开始重视健康，定期体检，注重调养，积极防老，有效推迟衰老的来临。可以说，欲老重调，是防衰抗老工程的第二步，也是健康长寿的重要推动力。

既老防病——用食疗，御疾病

人们普遍认可60岁之后为老年时期，到了"既老"阶段，也就是已经老了的时候，我们就得真正开始着手"养老"了。在这个阶段，老年人常常会陷入"因衰老而致病，因疾病而加速衰老"的恶性循环，如果不跳出这个恶性循环的圈子，那么老年人的健康和寿命就不容乐观了。

在很多人的观念里，老年人就离不了病，不管是谁，都会得那么一两种慢性病。这有一定的道理，但不是绝对的。如果青年、中年时期养生得法，又有健康的生活习惯，那么人到老年时就能有效抵御疾病的侵袭，不得什么病也是顺理成章的。相信对大多数人来说，没有疾病才是最幸福的晚年。

要想有一个健康的晚年，就得坚持走完防衰三步的最后一步"既老防病"。具体来说，就是要调整饮食，质要好一些，量要少一些，用丰富的营养素来抵御衰老，抵御疾病的侵袭。

为什么到了"既老"阶段要特别强调"营养"，强调饮食呢？这就要说说老年人的身体特点了。我们知道，人体自身是具有免疫力的，免疫力强的人，不容易得病，免疫力差的人，就容易患病，还不容易康复。在青年时期，人的免疫力主要依赖胸腺，但胸腺会随着年龄的增长而迅速萎缩，到了中年时期，人的胸腺就萎缩到黄豆大小，这时人主要依靠骨髓来提供免疫能力。到了老年，人的骨髓也无法提供足够的免疫细胞，这时人就需要借助外力来保护健康了。我所说的这个外力就是食物和保健品。

比如骨质疏松症，这是典型的老年病，发病率非常高，男性能达到60.72%，女性则达到90.47%，我国约有8000万患者，而全球约有2亿患者。说起骨质疏松症的病因，可归纳为三大原因，一是钙摄入量不足；二是内分泌紊乱引发骨细胞代谢紊乱；三是废用所致，指缺乏运动。要预防骨质疏松症，可通过运动干预和改善饮食结构来进行。拿女性来说，要预防骨质疏松症，年龄段很重要，28岁之前是骨量增长的年龄段，要尽可能增加骨峰值，也就是尽可能让骨骼强壮，这就要多运动，多吃有利于骨骼增长的食物。35～42岁是女性骨钙快速丢失年龄段，骨骼密度迅速降低。这一阶段大多女性的骨质疏松都跟性激素减少、引发内分泌紊乱有关，因此可用雌激素替代疗法加以治疗，同时辅以药膳和食疗。到了49岁以后，女性骨钙丢失加速，要预防骨质疏松症的发生及骨折，就得靠补钙和改善饮食了。

当然许许多多老年性疾病都有骨质疏松症的这个特点，也就是老年人单靠自身已经没有办法有效抵御疾病了，只能靠药物和饮食，所以，我特别强调营养。老年人一定要吃好，营养好了，才能身体健康、益寿延年。所以，老年阶段养生要注重食疗，借营养来抵御衰老，以及一些疾病。

不过，很多提高免疫力的食物和药物不容易吸收，特别是老年人，肠胃功能减弱，吃一些东西消化吸收不了，就跟白吃了一样，不起作用，这时应该怎么办？一方面可以想办法把食物做得熟软一些，给食物里加入药材，通过药膳来帮助老人，还可以服用一些通过高科技萃取的营养品，这两种方法都适合老年人补充营养。

总而言之，人体衰老是一个缓慢的、渐变的过程，不是一天、两天形成的。同样，年轻健康也无法单靠一两种药物或者一两种化妆品就能换来。防衰抗老需要我们常年努力，作为贯穿一生的工程来加以对待，需要一步步按科学规律来走，只有循序渐进，才会取得良好效果。所以，我们一定要树立全程养生的观念，坚持不懈地做好人生中每个阶段的养生工作，只有这样，才会谱写出健康长寿的人生篇章！

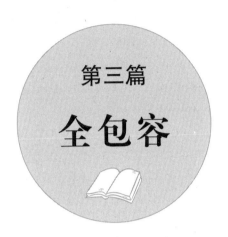

第三篇

全包容

全养生的全，还要追寻养生理论的全包容，包容道教文化、儒家思想、佛家禅修、杂家兼容、天地人和等，汲取精华，融合养生，确保养生内容全面、正确，以求起点和过程不出错。

众所周知，任何理论都必须有根有据，还要经得起实践的检验，我之所以向大家郑重提倡"全养生"理念，是因为它具有丰富的理论依据，也经过先贤千百年来各种实践和现代临床的验证。倡导"全养生"，重点在全，这绝不是凭空猜想和主观想象，而是深深根植于中华文化中的硕果，可以引经据典，从我国传统哲学和医学典籍中找到依据。

中医养生必须探本溯源，否则就是无本之木，无源之水。努力从古人的养生智慧中汲取养生的精华，方可为健康中国助力。

第五章
《黄帝内经》集"全养生"之大成

中医养生历来以防病治病、保健延年为目的，这实际上是继承了我国古人确立的养生理念，而这个理念经过反复证明，到现在也值得提倡。对中医养生影响深远的要算《黄帝内经》一书，它是中医学早期医学发展的系统汇编，既是一部医学巨著，也是一部养生名著。书中提出了很多养生原则，这些都为中医养生学理论奠定了坚实的基础。

《黄帝内经》分为《素问》和《灵枢》两部分，相传起源于轩辕黄帝，经一代代人口耳相传，由医学家们增补发展，最后在春秋战国时期汇集成书。这本书以黄帝和岐伯、雷公等人的对话形式，记录阐述了各种医学问题，特别是提出"上工治未病"的观点，同时主张养生、摄生、延年、益寿的保养观。《素问》重点论述了脏腑、经络、病因、病证、诊法和治疗等内容；《灵枢》重点阐述了经络腧穴，针灸的针具、手法和治疗等内容。可以说《黄帝内经》是一部"全养生"理念的集大成作品，它几乎把我们应该注意的养生问题和养生原则都提到了。下面我们就来了解一下《黄帝内经》里涉及的"全养生"理念。

"上工治未病"，避免渴而穿井

俗话说：人吃五谷杂粮，哪有不生病的。可是没有人愿意生病，更没有人喜欢整天去医院看病的。中国人特别讲究提前做准备，很多事情与其让它发生后不知所措，不如提前做好应对的准备。一些俗语就能反映这种观念，比如未雨绸缪、防患未然、有备无患、居安思危等，都有这个意思。在身体健康方面，我们古人也是这个观念，与其得病了再治病，不如早早就预防疾病。这也就是《黄帝内经》告诉给我们的养生谋略——"上工治未病"。

古人在很早的时候就发现，当人要得病的时候，身体会有一些异常的变化，根据这些变化，就能判断大概哪里出了问题。《素问·刺热》篇里说："肝热病者左颊先赤，心热病者颜先赤，脾热病者鼻先赤，肺热病者右颊先赤，肾热病者颐先赤。"古人发现，有热病的人头脸上会变红，不同脏腑器官会在头上不同的部位表现出来。这个时候，也许这些病还没有完全显现、暴发，但医生已经可以根据这些症状来治疗了。《素问·刺热》篇里接着说："病虽未发，见赤色者刺之，名曰治未病。"这就是及早治疗、预防疾病的"治未病"理念了。

为了说明"治未病"的道理，《黄帝内经》里用到了一个比喻，就是"渴而穿井"。人不要等到口渴的时候才想起来打井，那就晚了，一定要提早准备才行。健身养生，就是提前打好健康这口井，避免口渴时没法应对。

说到治未病，世界卫生组织也提倡这样的做法。早在1996年的时候，人们展望21世纪，对西医的发展方向提出了很多设想，其中就强调要从"疾病医学"向"健康医学"发展，从重视治疗向重视预防发展，从针对病源的对抗治疗向整体治疗发展，这些设想体现的就是预防为主、提前治疗、整体治疗的观念。

《黄帝内经》提出的"治未病"理念，经过后世医学家们不断实践和发展，已经变成了一种最基本的原则。唐代医学家孙思邈就提出"上医医未病之病，中医医欲病之病，下医医已病之病"。在这里，孙思邈把医生的优劣分为上、中、下三等，每个等级的医生对应能诊治的病症，其中技术最好的是治"未病"，也就是身体刚显露了不好的苗头，但还没有发病，提前给他调理，斩断病根，阻碍疾病暴发；技术中等的是治"欲病"，就是将要发病的，这时身体已经显露异常表现，但还没有完全酿成疾病，应及时治疗；技术最差的医生才治"已病"，也就是疾病已经完全暴发，再进行治疗。

我们用常理想一想，也能明白，当病还没有完全暴发的时候，人不会有什么特别的病痛感觉，可这时是最容易医治的时候，要是真的病倒了，那治起来就很麻烦。俗话说：病来如山倒，病去如抽丝，一旦病倒，好起来就慢了。所以，养生防病，要从"未病"入手，这才是最高明的。

元代名医朱震亨在《丹溪心法·治病必求于本》中说："与其求疗于有病之后，不若摄养于无疾之先；盖疾成而后药者，徒劳而已。是故已病而不治，所以为医家之法；未病而先治，所以明摄生之理。如是则思患而预防之者，何患之有哉？此圣人不治已病治未病之意也。"他的这段解释，就详尽地说明了"治未病"的原理及其重要性和必要性。

那么要实践"治未病"的原则，留心各种疾病暴发的"微信号"就很重要、很有意义。世界卫生组织曾提出"八大警号"，让人们作为早期征兆的参考，来判断是否患上癌症。这几个警号包括乳房、皮肤和舌部发现可触及的硬结或硬变；身体或黑痣有明显的变化；持续性的消化不正常；鼻、耳、膀胱或肠道不明原因的出血；伤口长久不愈或肿胀不消等等。日常工作生活时，每个人都应该留心自己的身体变化，留意一些异常情况，及时诊断，排除疾病，做到早发现、早治疗，把应对疾病的主动权掌握在我们的手里。

不管是中国古代的养生家，还是西医学的科学思想，都表明预防要比治疗更重要，这种理念和实践对人类健康有无比重大的价值。如果我们讲究养生，想要实现健康长寿，就最好按照"治未病"的理念来养生。

我国卫生界一直遵守"预防为主"的战略思想，未病先防、已病防变、病后防复是这个思想的具体原则。而这个思想和原则就来源于《黄帝内经》"治未病"的理念。如果能遵循这个原则，那么健康人就不容易患病，万一患病，也能控制良好，避免进一步的恶化。治好之后，病过的机体已经不能跟原先健康的身体相比，所以还要防止复发，以免加重健康负担，减损寿命。

总之，古老的养生及治病理念在科学发达的今天，也没有失去它的意义和作用。只有把这种养生理念和西医学结合起来，树立正确的防病、治病观念，人才能更健康、更长寿。

避虚邪，如避矢石

日常生活里，大家可能有过这样的体验，秋冬时候，刚刚洗完澡不小心吹了凉风，就会感冒；或者在暖房间里待久了，运动后出了一身大汗，一出门就吹到冷风，立马感到不舒服。碰到这种情况，我们就说这是着风了，受了风邪的侵袭。

有这么一个小故事，说古时候有3个人准备一起出行，第1个人吃饱了饭，第2个人喝了些酒，第3个人没吃也没喝，就空着肚子出门了。那天恰好碰上大雾天，空气湿冷。回到家里后，第一个人就得病了，但不是很严重，吃药调理好起来了。第3个人也病了，而且病得很重，最后没能救活。只有第2个人没事，健健康康地过日子。

这是怎么回事？用中医学来解释，其实就是那两个得病的人受了"虚邪"侵袭。《黄帝内经》里一再强调，人要健康长寿，就得"避虚邪"，《素问·上古天真论》说："虚邪贼风，避之有时。"《灵枢·九宫八风》里也说："谨候虚风而避之，故圣人曰避虚邪之道，如避矢石然。"躲避虚邪的侵袭，就像躲避敌人射来的箭和投来的石头一样。

那么，什么是虚邪呢？这个《黄帝内经》里很多地方都提到过，有时候还称为"虚风"或"贼风"。根据《黄帝内经》里提到的情况，很多人认为"虚风"是"四时不正之气"，就是天气变化的时候，出现的不正常、不好的气候状况，像上面那个小故事提到的大雾天，还有大风天、雷雨天等等都是"四时不正之气"。清代的高士宗注释《素问·上古天真论》时就赞同这个观点，说"四时不正之气，皆谓之虚邪贼风"。不过也有很多人认为"虚风"跟人的健康状况有关。唐代的王冰注释《黄帝内经》时就说："邪乘虚入，是谓虚邪。"也就是人在身体状况很差的时候，受邪气侵袭得了病，这就是虚邪。上面那个故事里，第一个人吃太饱，第三个人又什么都没吃，身体都不是最佳状态，第二个人喝了点酒，酒有暖身效果，所以在天气寒湿的时候，第二个人抵挡住了邪气侵袭，另外两个人却病了，他们这就是受了"虚邪"的侵害。

有句俗话说"神仙也怕脑后风"，就是在人身体健康的情况下，也经不起虚风、贼风经常吹。有这么个故事，说有一家人祖孙三代都很短命，莫名其妙地就患病身亡。家里人认为不正常，就请彭祖来家里看一看。彭祖在这家人住的地方反复查看，发现这祖孙三代都睡过的房间墙壁裂了缝，刚好在床头部分有个小洞，睡觉时他们的头正对着这小洞里吹进来的风。彭祖让他们把墙修补完整，堵上了那个洞，后来这家人就再没有出现害病短命的人了。

中医学认为，头是全身的主宰，是全身经脉相汇的地方，非常重要，受不得热，也受不得寒。冬天的时候，头上经常戴个帽子，人就不容易感冒，要是头发湿漉漉地受了凉，人就会得病，这就是因为头部如果受了寒，受了邪气侵袭，那要比其他地方都严重。在人的脑后还有两大重要穴位——风府和风池穴，邪气最容易经过这两个穴位侵入人体，所以说"神仙也怕脑后风"，就是指这两个穴位千万不能着风。

不管是外界不良的气候原因，还是自身的健康原因，对造成疾病的"虚邪"要"避之有时"，"避之如矢石"才是养生的关键。说到"避虚邪"，避开引发健康问题的因素其实并不难，比如季节变化的时候，我们相应调整生活起居，就能起到保养作用。还有，养成良好的日常生活习惯，也能让我们安全避开"虚邪"的侵害。

先说"避之有时"。春天的时候天气开始变暖，但寒气还没有完全散去，会时不时地出现倒春寒现象，这时要提防风邪，注意保暖；夏天暑热之气很重，人容易出汗导致身体发虚，这时要小心，别因为体虚而受"虚邪"；秋冬时候要保暖，穿暖和一点，抵御天气变化带来的各种"虚邪"。

除了根据季节调整外，日常生活里，我们还可以在行、住、坐、卧方面多加注意，提防虚邪入侵。

首先，早晨不要空着肚子出门，吃点早餐再出发，更有利健康。为什么呢？因为人经过一夜睡眠，早晨起来后阳气才慢慢回升，身体状态是比较弱的，这时候最容易受外界邪气的侵袭，如果吃点东西，那么胃气充实，就不容易受"虚邪"了。

很多人喜欢迎着风吹，这其实不是一个好习惯。夏天的晚上，一些人整夜开着空调，或者对着空调直接吹风，这其实是很危险的举动。夏天人体较热，全身毛孔都容易扩张，冷风猛吹，人就容易受"虚邪"而病了。还有，睡觉的时候，头不能对着窗户，因为睡眠时人体正气最弱，很难抵挡邪气入侵，所以不能在有风的窗下睡觉，尤其不能让头吹着风睡觉。夏天坐车时也不要开窗猛吹，因为车快速跑起来时，吹进窗里的风也会变强，这种"人造大风"跟自然界里的"贼风"差不多，都是对人有害的。

还有，人在专心思考或者专心工作的时候，也容易受"虚邪"侵袭，这种时候最好不坐在有风的地方。

碰到大风、大雾的天气，最好不要外出，要是必须得出门，那就戴上口罩和帽子，避免风寒侵袭。被雨淋湿了要尽快擦干身体，换上干衣服，或者洗个热水澡，以驱赶身上的寒气。中医学认为，外界邪气入侵时，多从皮毛开始，所以及时用热水洗澡就能阻止邪气的进一步入侵。

健身运动是很好的养生法，但是一些人喜欢在运动后立刻洗澡，这就对健康不利了。人在出汗的时候全身毛孔张开，以排泄体内的热气和有害物质，如果突然洗澡，水气就容易通过毛孔入侵，时间长了会引发疾病。最好的办法是等身上的汗都退了，身体恢复到正常状态时再洗。

刚刚洗完头不要湿着头发睡觉。洗头时头部皮肤毛孔张开，最容易受风寒而感冒，况且头发湿乎乎地就睡觉，湿热气很容易郁积到头部，时间长了就会造成头痛问题。

顺四时，万物之根本

一到春秋季节变化的时候，很多人都会感到身体不舒服，容易困乏。就是我们常说的"春困秋乏"，身体很容易感到疲惫。人体这种随季节而变化的现象其实很正常，是我们对自然环境变化的一种调适过程。

《素问·宝命全形论》里说："人以天地之气生，四时之法成"，意思就是人由天地之气孕育诞生，依照四时变化而成，所以人跟自然的关系非常密切，会随着天地自然的变化而发生变化。《素问·四气调神大论》又说："夫四时阴阳者，万物之根本也。"也就是说，四季更迭，阴阳变化，是宇宙间事物发展变化的根本规律，不管是自然万物还是人类，都受到这个根本规律的制约。所以，要想健康长寿，就得"天人合一"，顺应阴阳四时的变化。

《黄帝内经》里说"法于阴阳"，又说"顺四时，适寒暑"，就是要人们依照阴阳变化来养生，顺应四季，调节对寒暑的适应能力，这样就能保持人体的阴阳平衡。《素问·生气通天论》中说："阴平阳秘，精神乃治；阴阳离决，精气乃绝。"就是说，阴阳之气平衡的话，人就有精神；要是阴阳分离不合，那么人就可能丧命，可见阴阳平衡对保持人体健康有多么重要。

《素问·刺法论》说："正气存内，邪不可干。"《素问·评热病论》："邪之所凑，其气必虚。"要有正气，身体就要处在一个阴阳平衡的状态下才行。而且这气，也是个很不确定的东西。比如你碰到不开心的事，就会郁闷，过了一两天觉得头昏脑涨，没有胃口。这时你要去医院检查，可能根本就查不出什么病来。但如果你换个中医医生把把脉，他可能就告诉你，你这是肝气郁积，要疏肝散瘀才行。虽然这气从解剖学角度看很虚无荒谬，但是它的的确确会影响到我们的健康。

我们生活的这个世界，到处都充满了致病的因素，各种病毒、细菌等微生物，都可能引起身体患上各种疾病，而且这些致病因素无处不在，我们不可能完全躲开，像饮用水、食物、空气里面都可能有，但是为什么我们会保持身体健康呢？这是因为在一般情况下，我们每个人和这些能引发疾病的因素可以和平共处，它活它的，我们活我们的，要是它们侵犯到我们的健康，我们自身的免疫功能就会发挥作用，消灭病证。可是，如果外界环境变化，我们不能及时调整身体的状态，那么情况就会不同了。

中医学上经常说"六邪"和"七情"，这六邪指的是"风、寒、暑、湿、燥、火"，七情指的是"喜、怒、忧、思、悲、恐、惊"。六邪多来源于外部环境，七情则是人的内在情绪，如果外部环境发生变化，就可能引起人内部不适，这样两者不平衡，就会给疾病创造条件，最后导致疾病的发生。所以，人不但要维持体内阴阳平衡，还得注重跟外界环境相适应，以维持人体自身的阴阳平衡。

这种情况在现实生活里比较常见。比如说一个北方人，到了潮热的南方会很不适应，如果这个北方人不根据南方的气候环境适当调适自己的生活习惯，那么他很容易就得病。这种情况我们称为"水土不服"，其实就是人体无法跟外部环境相适应。

因此，中医学很讲究顺应环境而养生。《黄帝内经》里还提到四季变化时，人的五脏会相应变化，这时要调整日常的作息，来调理五脏。《素问·四气调神大论》里说：春天应该"夜卧早起，广步于庭，被发缓形，以使志生"，在春天这个万物生发的季节，人应该感应天地的生发之气，早睡早起多散步，疏散积压了一个冬天的污浊之气；夏天适宜"夜卧早起，无厌于日，使志无怒，……使气得泄"，就是说不要因为天气燥热而心烦意乱，应当调节心绪，保持心平气和，保持充足的精力；秋天则"早卧早起，……使秋气平，……使肺气清"，应调理养肺，为进入冬天做些准备；到了万物肃杀的冬天，人就应该"早卧晚起，必待日光，……去寒就温，无泄皮肤"，也就是早早睡觉，晚点起床，最好日出后再起来，这样就能保护我们的阳气不外泄，从而能藏精强身。

《黄帝内经》的这个"顺四时"养生原则，其实是《周易》里"天人感应"观念的实际运用，这个养生方法放到现在还是非常实用的。

此外，《素问·四气调神大论》里还说："圣人春夏养阳，秋冬养阴，以从其根。"就是说，善于养生的人会根据季节调整，利用不同的季节补充人体不同的精气。

根据传统，中医学认为春夏时节属于阳令，春天时阳气始生，到了夏天阳气最盛。春天阳气刚刚萌发，风寒等邪气还没有散尽，所以春天应该御寒保暖，不要急急忙忙换下冬衣。民谚说"春捂秋冻"，就是指春天适当捂一捂，衣服减慢点，更利于保养人的阳气。到了夏天，阳气达到极盛，这时暑热邪气比较旺盛。人在这种气候里很容易消耗阳气，所以要尽量避免太热，像中午暴晒的时间段就不要进行户外运动。夏天夜里人们喜欢乘凉，为了降温解暑，喜欢喝一些冷饮，这种时候人应该多加注意，不能贪图凉快而伤了身上的阳气。夏天纳凉的时候要避开湿冷的地方，睡觉也最好盖上肚子，以免邪气入侵。

跟春夏相反，秋冬属于阴令，秋天时阳气渐弱，到了冬天就是阳气最弱的季节。秋冬时节，天气干燥寒冷，人容易受燥邪侵袭而伤及阴精，所以秋冬时候人可以服用滋阴食物，滋补阴气。秋天逐渐变冷，到了冬天天寒地冻，很多人都喜欢吃辛辣食物，喝点酒御寒。辛辣食物容易导致内热，喝酒过量容易产生湿热，这都有损身体的阴精，所以千万不能太过。

在一般人的认识里，春夏温热，应该容易伤阴，秋冬寒凉，应该容易伤阳，如果要调养，也是春夏养阴，秋冬养阳才对，为什么《素问》里刚好相反呢？这其实是因为人们容易在夏天忽略阳气，秋冬又不注重阴气，容易损害阴阳平衡状态，所以才提出了"春夏养阳，秋冬养阴"，这才是正确的顺应四时变化的养生方法。

固护肾气，却老全形

"肾为先天之本"，中医学认为肾是生命之本，人的一生都跟肾气消长有关。人的生命从肾气生长开始，一旦肾气耗尽，人的生命就停止了。《黄帝内经》详细论述了肾气的重要性，提出固护肾气，却老全形的观点。明代著名医学家虞抟在《医学正传》中也说："肾气盛则寿延，肾气衰则寿夭"，肾气是决定人生、长、壮、老、已生命全过程的根本因素，决定着人的寿命长短。

肾与生殖能力有关，又跟寿命有关，但是很多人还认识不到保护肾气的重要性。有的人会说，我年轻，身体底子好，不用特意保护肾气。殊不知，经常熬夜的工作狂，放纵酒色的享乐派，都是在无意中损伤肾气，是透支身体啊。

肾气是什么？中医学认为，肾精化肾气。肾精来源于父母的先天之精和后天饮食的补给。先天之精决定人的体质状况，例如父母正当盛年，生的小孩往往身体强壮，体质更好；而体弱多病，或者年龄偏老的父母，他们生的孩子体质就不会太强壮。人出生以后，生命就开始消耗先天之精，这时要维持生命的能量和精气，就需要从外界食物和环境中获取。先天之精给我们的身体打下底子，后天饮食所补充的水谷精微则是维护健康的重要力量。一个人就算出生时再健康，体质再好，如果后天营养跟不上，或者经常体力透支，身体处在亏空状态，那么先天之精会很快被消耗亏空，生命也将走向衰老和结束。

肾气如此重要，其盛衰有什么规律吗？

《素问·上古天真论》中记载："女子七岁，肾气盛，齿更发长；二七而天癸至，任脉通，太冲脉盛，月事以时下，故有子；三七肾气平均，故真牙生而长极。""丈夫八岁，肾气实，发长齿更；二八肾气盛，天癸至，精气溢泻，阴阳和，故能有子；三八肾气平均，筋骨劲强，故真牙生而长极，……五八肾气衰，发堕齿槁；……七八肝气衰，筋不能动，天癸竭，精少，肾脏衰，形体皆极。"在古人看来，女子以七年为一阶段，男子以八年为一阶段，每一阶段身体就随着肾气变化而发生变化。当肾气开始充盛时，人开始快速成长，尤其在生殖能力方面，逐渐走向成熟。当达到肾气平均时，就是生命力最强，生殖能力最盛的时候。对人而言，生命状态与生殖能力密切相关，而肾气决定着人的生殖能力，一旦肾气衰弱，人就会逐渐衰老，形体也发生变化。

医学研究也证明了肾与衰老有关。在对肾虚致衰的机制做了详细研究后，医学家们发现肾虚与内分泌紊乱、免疫功能低下密切相关。沈自尹院士指出："自然衰老的机体可视为生理性肾虚"。肾虚，肾气不足正是衰老的原因。沈院士认为肾阳虚证为下丘脑的调节能力紊乱。可见，补肾药能调节人体免疫功能，有抗衰延年的作用。

不少人也许有这种经历，如夜尿多，小便频数而清长，乃至睡不好觉导致免疫力降低，尤其是中年到老年时期更加严重，这就是肾气逐渐衰弱的表征。白发早生、动一下就大汗淋漓气喘吁吁，怕冷，腰膝酸软，听力下降等，都是肾虚的表现。这些，都是身体在提醒我们，需要固护肾气，却老全形了。

那么，我们在生活中要注意些什么？如何才能做到固护肾气呢？

保养肾精，就是抗衰延年的重要措施。既然人的先天之精和后天之精是个逐渐消耗和不断补充的过程，肾气由充盈到衰弱，生命也由弱到强，再到衰老。那么，要延缓衰老，延长寿命，我们可从节用和补充两方面入手。具体方法有两种：一是节育保精，避免房劳太过及醉酒入房，避免过分消耗肾精，折损寿命。《素问·上古天真论》里指出，很多人"以妄为常，醉以入房，以欲竭其精，以耗散其真"，不注意自身行为，不控制情欲，以酒乱性，最终精气衰竭，真气耗散，生命也走向垂危。《灵枢·本神》说"节阴阳而调刚柔"，就劝诫人们要节制情欲，适当调和以保全生命。二是采用补精疗法，适当选用补肾药物，如八味长寿丸、枸杞子酒、肉苁蓉炖鸡汤等，补养肾气以延缓衰老。

"肾为先天之本"，我们可以从如下三个方面理解它的重要性。一是肾气决定人的生长壮老已；二是肾气决定寿命的长短；三是肾气决定人的生殖能力。固护肾气，则"却老而全形"，是《黄帝内经》给我们的全新启示，我们应该重视它，应用它，让古老的养生理念焕发新的力量。

德全不危，度百岁乃去

人怎样才能健康长寿，顺利活到天年？这个问题人类其实一直都在寻找答案。早在上古时期，我们的祖先就开始探讨、实践，总结各种经验，其中，《黄帝内经》提出"德全不危""度百岁乃去"的养生理念，可以说是对所有养生法的概括总结，也是启发我"全养生"理念的直接来源。

什么是"德全不危"呢？《素问·上古天真论》里有这样一段话："是以志闲而少欲，心安而不惧，形劳而不倦，气从以顺，各从其欲，皆得所愿。故美其食，任其服，乐其俗，高下不相慕，其民故曰朴。是以嗜欲不能劳其目，淫邪不能惑其心，愚智贤不肖，不惧于物，故合于道。所以能年皆度百岁而动作不衰者，以其德全不危也。"所谓"志闲而少欲"，就是指不要过度操心，要让自己的心志空闲下来，不瞎担忧，不多虑，一切顺其自然，这样就能心里安宁，不会随外部环境的变化而受到扰乱，内心里一片祥和，没有什么可恐惧的。这种状态是让身体更舒缓、更健康的一种状态。中医学里就说，心安神宁，则气自足，人如果心安神定，就不会损害真气，真气充足，那么肝胆就不会虚弱，肝胆不虚弱，自然不惊不惧。这就是心理状态影响健康状态，而健康状态反过来又会影响到人的心理。

"形劳而不倦"是说人要有劳作，要让身体活动、运动，这样就能全身气血顺畅，但是不能过于疲倦，要有个度。孙思邈说过："养性之道，常欲小劳，但莫大疲及强所不能堪耳。"可见，经常动一动、舒缓一下全身筋骨是有利健康的，但是过度的运动劳作，身体不能承受的话，那就有害了。这个是从身体运动方面提出的养生理念。

"气从以顺"则是说让身心空闲下来，在极静、极虚的状态下，让体内真气和顺，"各从其欲"，最后达到"皆得所愿"的状态。这其实是说精神内守，才能健康长寿，不要对外界过于贪恋，以免扰乱我们的心神，伤害到健康。

后面接着说"美其食，任其服，乐其俗"，这个就是日常吃穿方面的养生了，不管食物好坏都要吃得香、吃得饱，衣服也不管怎样，穿好穿舒服了，对于各种风俗习惯，也要快乐地接受，跟周围的人关系融洽，不管地位高低、有钱没钱，都能和谐相处，这才是淳朴自然的生活。世界上很多长寿之乡，当地人的生活就像《黄帝内经》里描述的这样，非常平静和淳朴，尽管没有什么独特的养生方法和补药，但是这样淳朴的生活，就能让人身体健康。

在讲完前面这些养生要注意的具体问题后，《黄帝内经》里接着说"是以嗜欲不能劳其目，淫邪不能惑其心，愚智贤不肖，不惧于物"，这样才能"合于道"。我们前面说过，《易经》提倡的养生法是"天人合一"，后来的老子庄子也反复强调，养生要与天道相合，在这里，《黄帝内经》也是这个观念，并且还指出怎样才算"合于道"。"嗜欲不能劳其目"，各种贪图享乐的事都不能让人注目，淫邪的事情也不能惑乱人心，就是说对各种嗜好和欲望要做到"视而不见"才行。这就像老子在《道德经》里说的："不见可欲，使民心不乱"，也像儒家提出过的"非礼勿视，非礼勿听"，要坚定自己的信念。做到了这一点，那么不管你是笨人还是聪明人，有才能或没才能，都不会有什么可担心害怕的了。最后这几点就是强调以德养身了，人要能用道德控制住自己的各种欲念、贪婪，才能过更有利于生命的生活。

经过这么一句一句的分析，大家就明白了古人能够活到百岁还身体健康、行动如常，其实就是因为"德全不危"。所谓"德全"，也就是养生之德非常全面，包括身体、精神，还有日常生活、运动等等方面。

第六章
道家文化，筑"全养生"之根基

中国的传统文化具有海纳百川的气度，既有土生土长的本土文化，也引进、吸收了很多外来文化，经过千百年的交融汇合，形成了最具特色的中华文化，为我们的新时代提供了很多宝贵的理论和实践经验。这其中，中国传统的道家文化，很值得大家了解、学习。下面，我给大家介绍一下道家文化里蕴含的养生理念。

道法自然，长生久视

作为土生土长的道家文化，它的源头可上溯到中华文明形成的初期。从春秋战国的《老子》《庄子》，再到后来道教的兴起，道家文化源远流长、博大精深，它探讨了人与天地自然的关系，总结了各种自然和社会现象，并提出人要"道法自然"，才能"长生久视"。这种顺应天时、与自然和谐相处的观念就是"全养生"理念的一个来源。

※《老子》中"道法自然"的和谐养生智慧

在道家文化形成过程中，有两个重要的人物分别出现在春秋和战国时期。虽然儒家文化成为我们中国的主流文化，但道家思想从来没有消失，反而是绵延不绝、影响深远，很大程度上就跟这两个重要人物有关，他们一个是老子，一个是庄子。

老子姓李，名耳，曾做过周朝"守藏室之官"，也就是现在的图书管理员，专门管理周朝藏书的官。后来因为周王室内乱，老子受到牵连而辞职。传说他辞职后骑了一头青牛向西而去，出函谷关时碰上守关的关尹，在关尹的请求下老子写了《道德经》一书，也就是我们常说的《老子》。

《老子》一书的主题思想，跟我们熟悉的社会伦常很不相同。老子和他同时代的孔子很不一样，孔子注重人伦，重视的是社会秩序和人与人之间的关系，老子则很超脱，他看到的是整个世界如何循环，人与自然应该有怎样的关系。中国传统宗教、道教把《老子》一书奉为经典，就是因为他书中这种超越人际关系、追求超脱的思想。书中的很多至理名言，蕴含着促进人类健康长寿的智慧。

《老子》不同于《论语》等语录体书，它是一本凝聚了老子智慧的哲理名言书，很多深刻精妙的道理都是用简洁凝练的句子表达出来的。它开篇就说"道可道，非常道"，提出了自己的思想核心理念，也就是"道"。他的"道"含义丰富，包括了整个宇宙人生的各种规律，当然也包括人生、老、病、死的规律了。

《老子》说："人法地，地法天，天法道，道法自然。"意思是人的行为规律是取法于大地的，大地的生死荣枯遵循的法是上天，而上天运化遵循的就是道，道遵循的规则是自然。在农业时代，人的生活作息要根据农事来安排，农作物的生长又要依靠天气晴雨的变化，而天气的变化就遵循道，这个道又来自于整个宇宙自然。说到底，人还是要顺随自然，才能得天寿。那么，人怎么才算做到顺随自然呢？很简单，就是遵循自己的生命变化而变化，比如，饿了吃，困了睡，冷了加衣服，热了就降降温，这就是最自然的顺应养生，要是能这样顺应自身的情况调养，那么我们的生命也会呈现出最自然的状态。

顺随自然，是我们日常养生最基本的一种方式，很多疾病其实都是不遵循这种人体自然规律而造成的。比如说饿了不吃饭，吃饱了还要再加两口，这种不顺应胃的自然情况，会伤害胃，时间长了就会得胃病；还有晚上不睡觉，白天睡懒觉，不遵循睡眠的自然规律，结果不是出现神经衰弱，就是出现其他健康问题。总之，遵循自我的自然，遵循身体的自然状态，这就是基本的养生。

除了对自己的身体要"顺随自然"，与天道和谐，《老子》还告诉我们，人要在精神上与天道自然和谐，成为统一的整体，这样才更有利于养生和长寿。

在如何对待这个纷繁变化的世界时，老子提出"致虚极，守静笃"的观点。也就是说，人要力求心灵的静寂，要虚心对待这个世界，不强求、不争执，坦然面对，这样才能给生命以空间，才能促进生命的健康。

在生活里，有太多人都做不到这个"致虚""守静"，总是满心的焦虑和不安。年轻的时候刚刚踏入社会，觉得自己一无所有，就埋怨、焦躁；到了中年，物质有保障了，又觉得生活压力太大，不如意的事情太多；等到了老年，又感慨青春不再，不想变老。这些都是心不够虚、不够静的表现；从另一方面来说，也是违背了老子提倡的"顺随自然"，与天地和谐统一的心态。怎么说呢？人的生、老、病、死是一种自然规律，人生的每一个阶段都有这个阶段的生长特点，你如果违背了这个阶段的生长特点，那你就无法跟你的身体和谐相处。比如说，年少的时候正是长身体的阶段，还没有大人强健的体魄，如果要像大人那样做一些体力活，那身体肯定会受伤害；到了中老年，不承认自己身体已经变老的现实，硬要自己像年轻时候一样熬夜打拼，或者饮酒玩乐，那么肯定会患上严重疾病，迅速衰老。这些做法都属于违背了自然规律，没有跟自然和谐、跟自身和谐共存。老子认为这是不对的，人尊重自己的身体状况，不强求、不勉强、不做自己做不到的事，这就是"致虚""守静"，是对健康和长寿负责任。

我不止一次碰见一些人，老了之后不肯退居二线，非要跟年轻人较劲，结果弄得自己身心疲惫，甚至病痛缠身。比如，有个国企的老总很能干，把企业管理得相当好。因为他的能力强，领导们准许他推迟退休。因为常年劳作，他的健康出了问题，有心脏病，还有高血压，很多亲朋都劝他不如退休，好好养身体，他不听，坚持说自己身体很好，能扛得住。后来企业碰到资金问题，他连轴转地忙活，在跟银行谈判的时候，突然中风晕倒。命是抢救了下来，可他却半身不遂，连说话都有障碍。

再能干的人也得量力而为，千万不要夸大自己的能力。到了老年时期，人更应该看得开、放得下，顺应生命的变化。孔子说"老年戒得"，就是让老年人不要过于自得，不能太骄傲，而应该谦虚，接受自己的衰老。所以，老年人要养生，更得讲究"致虚""守静"，不要心浮气躁，或者顽固倔强，硬跟天道对着干。

养生，如果要全面，就得兼顾身体和心理两个方面。这两个方面，道家的老子留给我们的智慧就是要"道法自然"，要从自然规律中汲取养生法，做到各方面的和谐：身体与自然的和谐，心灵与身体的和谐，这就是健康长寿的一个秘诀。

※《庄子》中"依乎天理"的自然养生思想

跟老子并称"老庄"的庄子是个很有意思的人，他祖上是楚国贵族，因为内乱而迁居到宋国。当他长大后，家里已经很贫穷了，他只做过地方漆园吏，从此就远离贵族圈，远离政治，过着退隐的生活。在思想上，庄子继承了老子的部分精神，但比老子更突出的是：坚决不肯随波逐流，坚持自己顺随自然、清静无为的理念度过一生。相传楚威王曾派人邀请他回国担任宰相，他给邀请他的人讲起泥潭里自在嬉戏的乌龟的故事，说他宁愿在泥潭里做一只自在的乌龟，也不去庙堂里做变成占卜用的死乌龟。

说到庄子的养生思想，我先给大家讲一讲他写在《庄子·养生主》里面的一个故事。故事说，庖丁替梁惠王宰牛，他宰牛跟其他宰牲师傅不同，不像其他师傅又是剁又是砍，场面血腥，而是像演奏音乐一样，很有节奏。他时而用手碰触牛的某个地方，时而用肩膀靠在牛身上，或者用脚踩住牛，用膝盖顶在牛身上，那手里的刀子哗啵作响，捅进牛身体里嚯嚯有声，很合音律。梁惠王在旁边看着，觉得很有意思，忍不住称赞他："哎呀，真好！师傅解牛的技术怎么高超到了这种境地啊？"

听到梁惠王问，这个庖丁收起刀子回答说，他看重的是道，而不是什么技术。刚开始，他宰牛的时候跟其他宰牛师傅一样，眼里没有全牛，看到那里，砍到那里。可是现在，他懂得了"依乎天理"，摸透了牛全身各处的关节筋脉，解牛的时候，就凭着感觉从这些地方入手，把一只庞大的牛分解成小块。庖丁还说，其他宰牛的师傅，好点的会一年换一次刀，不好的过上一个月就得换刀，可他的牛刀已经用了19年，宰杀的牛也有上千头，但刀刃就像刚在磨刀石上磨过一样，崭新锋利。他最后还强调，自己虽然技术已经相当娴熟，但每次宰牛时还照样小心翼翼，从不贸然下刀。听了他的话，梁惠王不禁感慨：这下可懂得了养生的道理。

很多人认为这个庖丁解牛是个寓言故事，是用来阐释为人处世的道理的。是庄子通过这个故事告诉人们，要像庖丁一样采取不同方法来应对复杂的人际关系，这样才能保全自身。这是一种合理的解释，可这个故事收在《养生主》里面，它实际上谈的就是养生的道理。是怎么个道理呢？就是"依乎天理"，人要遵循各种自然规律来养生。

我们的健康就像宰牛师傅手里的那把刀，解牛的过程就像人一生要经历和面对的各种情况。那些善于养生的人，会像庖丁了解一头牛一样了解整个人生过程，在生活里，他会顺应各种不同的境遇，采取相应的方法，就像庖丁一会儿割、一会儿刺，一会儿又轻轻挑开那些"筋骨"。善于养生的人，不会跟自己的健康对着干，也不会违逆自然规律，当他们顺利地度过生命中遇到的各种困难后，他们的"刀锋"依然锋利，健康还在。

要是像那些技术差的师傅，不善养生的，不管三七二十一，也不看节点，也不管自身和现实的情况，盲目养生，或者干脆就不养生，一辈子也活过了，可健康和长寿却没有跟随。

对庄子的这个"天理"，我的理解是它既包含我们个人的生长规律，也包含晨昏变化，四季更迭这样的"天理"。说简单点，就是养生要依据个人身体情况，遵循自然变化来养，这样就能事半功倍，效果良好。

我碰到过一个老人，当时见他的时候已经是 82 岁的高龄了，但他精神矍铄，谈笑自如，大家都说他能活 100 多岁。这位老人一生坎坷，小时候家里穷，经常吃不饱、穿不暖，少年时期遭遇战乱跟家里人四处逃亡，后来还参过军，受过伤，现在身上的伤痕还清晰可见。老人后来生活在农村，过着很简单的生活。他谈起长寿的秘诀，很简单，就是该干什么就干什么，不操心未来会怎么样，处理好眼前的事就好。我观察过他的起居，发现他就是"依乎天理"地生活，当然他自己没有察觉，也不会总结、概括这个道理。每天晚上，老人定点早睡，早晨会随天亮醒来。起床后老人在户外活动，天气好了就多转转，要是天气不好，像雨雪天或者阴天，他也不勉强出门。饮食上，老人没有什么忌口，能吃的都吃，要是咬不动或难消化的，他也不勉强吃。我说老人的心态真好，他家里人赞同说，老人家脾气好，从不发火，反而经常劝他们年轻人要想开点。

这样的老人之所以长寿，还有一个原因是他们很少生病，很少因为病痛损害健康。为什么呢？道理也很简单，因为这类人能顺应自身的身体特点，又能根据各种外界情况来调整自己的身体状态，那么致人得病的各种邪气就无法侵入，也就不容易有病了。

可以说，"依乎天理"的养生观念，是庄子在养生学上最大的贡献，他自己身体力行，获得了良好的效果。据说庄子活了84岁，这放到现在，也算高寿了。

说到"依乎天理"，它实际上跟《周易》的"天人合一"，以及《老子》的"道法自然"一脉相承，都是让人要遵循自然规律来养生的。不管怎么说，人根本上是物质性的，人的健康状况跟个体素质和环境情况都息息相关，是没有办法脱离各种自然原则和规律而单独存在的。所以，我提倡的"全养生"，不但从人一生这个纵向，而且从生活的各个方面这个横向全面养生，就是顺应自然规律的养生观。

※《西升经》中"我命在我"的主动养生思想

道家一直强调人与自然要和谐统一，要顺应各种自然规律，但是这并不是说道教就消极地面对人的生、老、病、死。跟儒家提出"生死有命，富贵在天"不同，道家主张的是"我命在我，不属天地"。

这句话出自《西升经》，可以说是观点鲜明、态度明确。初次看这句话，难免让人觉得惊讶，这不是跟"天人合一""依乎天理"等等观念相反吗，怎么能说是道家思想呢？

其实，这句话看似"反乎自然"，但实际上是对人的种种行为和活动有了更深的认识，对自然规律有了更明确的观念后，才提出的。它实际上是一种更高层次的顺应，是对人自主养生观念的强调。

现实里，很多人在年轻的时候不爱惜身体，不珍惜健康，随意挥霍、透支自己的精力，到了老年又感叹生命脆弱、天意难违，根本没想到自己的健康其实是自己毁掉的。《仙经》里有段话说："我命在我不在天，但愚人不能知。此道为生命之要，所以致百病风邪者，皆由恣意极情，不知自惜，故虚损生也。"可见，人得各种疾病，身体逐渐衰老，跟个人的行为有很大的关系。大多数不能享受健康长寿的人，不在于天命短长，而在于他不懂得正确养生，不懂得好好保养自己的健康，珍惜自己的生命。

经常会听到一些人说：养生，就是这不能吃，那不能吃，不能抽烟，不要喝酒，那活着还有什么意思？还有人说：人活世上，都得变老都得死，得不得病要看运气，哪有那么多养生的讲究。有些人可能还会列举，生活在农村的大多数人并不讲究养生，可他们也有活到八九十岁的，城里人讲究，也没见个个都长寿。而统计数据表明，城里人的平均寿命，是高于农村人的。研究发现：农村里那些长寿的人没有刻意养生，但他们的生活习惯和规律，也是符合养生要求的。

我之所以在这里提出《西升经》的这句话，就是要提醒大家，养生是要有主动性，是需要我们具体行动，切切实实地在生活中遵循，才能取得效果的。如果一个人本着消极的态度来看待这件事，不保养身体，不爱护自己，那么衰老就会降临得比别人快，寿命就会受到影响。

我认识一位政府官员，身体很好，从来不做什么保养。退休之前他神采奕奕，经常亲自参与指导很多工作，每天忙忙碌碌的，也不觉得累，身体还蛮精神。可后来退休了，放下全部工作后，他一时没法适应，整天不知道该干什么好。他时不时地去老单位看看，发现他退休后，整个部门的工作照常运转，没有任何问题，心里就有些失落，觉得自己老了，没用了。有人劝他多参加一些娱乐活动，散散心，还能锻炼身体，可他说身体是老天给的，活动两下也不会有多大用处。就这样，大概过了有半年多，再见到他时，我吓了一跳，以为自己认错人了，他就像个七八十岁的老头，头发灰白，精神萎靡，原来他对什么事都不感兴趣，整天坐在椅子上晒太阳、打盹。后来我劝他要好好打理老年生活，千万别这么消极，还教给他一些老年养生的方法，他也意识到自己的快速衰老，采纳了我的建议，之后精神状态又慢慢好起来了。

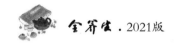

很多人都跟这位官员一样，年轻时不保养，靠着身体好，随意挥霍健康，退出工作岗位后，又陷入消极，觉得自己不中用了，活着都没什么劲儿。这种不懂得正确养生、违背了自然规律的人，非常容易衰老。

跟这个官员相反，有个美国女运动员叫威尔玛·鲁道夫，小的时候患了小儿麻痹、肺炎，一只脚需要靠铁架矫正鞋才能走路。可是她坚持锻炼，在11岁的时候脱下矫正鞋跟哥哥们打篮球玩，到12岁的时候，她就再也不穿矫正鞋了。后来，她的运动天分逐渐显露，在奥运会上还获得了短跑比赛的金牌，被人们称为"黑羚羊"。

所以说，我命在我不在天，人的健康和长寿，掌握在我们自己每一个人的手里。只有明确认识了自然规律，积极主动地遵循这些自然规律，进行科学养生，人就能掌握自己的健康，延缓衰老，延长自己的寿命。

静以修身，俭以养德

静以修身，俭以养德，出自诸葛亮的《诫子书》，原文为："夫君子之行，静以修身，俭以养德，非淡泊无以明志，非宁静无以致远。"追根溯源，这一思想的根源还在老子，与道家的"俭以养德""知足不辱"一脉相承，是道家文化很重要的一个观点，也是养生方面最突出的理念。

道家文化是中华文化的重要组成部分，它深刻影响着我们的日常生活。我们国家很多传统美德、生活习俗都与道家文化有关。道家文化以退为进，以虚为实，在一定程度上引导人们在烦躁的压力中冷静放松，反顾自身，寻找最佳的生活方式。

※ 知足不辱，知止不殆

"知足不辱，知止不殆，可以长久"，意思是知足的人不会蒙受羞辱，知止的人不会遇到危机，人生自然也会更加长久。这是《道德经》里老子很出名的一句话。人在尘世间，难免有各种欲望，也难免为满足欲望而孜孜以求。"天下熙熙，皆为利来；天下攘攘，皆为利往"，人世间热闹繁华，熙熙攘攘，人为了满足欲望，不断追逐名利。然而，如果不知足，不知止，不刻意静下心来修身养德，人深陷贪婪就会陷入困境，甚至不得善终。

历史上贪婪不知足导致自食其果的事例比比皆是。汉代的霍光家族极尽荣耀，却不知满足，做出许多僭越之事，最终灭族；晋代的石崇，富甲一方，仍贪得无厌，炫耀无度，不知有所止，最终被斩首街市。在当今社会，我们也看到不少贪官因利欲熏心而断送了大好前程，甚至丢了性命。只有守住清廉，知足常乐，方能心安理得滋养身体，达到长寿。比如春秋时期的范蠡、汉初的张良都深谙知足、知止之道，在功业已成后及时抽身，退隐江湖，得以颐养天年。

不管是对于名利，还是对于声色美食，欲望一旦超过限度，不加节制的话，就会引来危机。正如老子的《道德经》所说："五色令人目盲；五音令人耳聋；五味令人口爽；驰骋畋猎，令人心发狂"，过度沉迷声色五味，追求感官欲望的满足，反而会让人丧失基本的感受能力，得不到快乐。有的人贪吃，不加节制，一味追求口腹之欲，结果营养过剩，导致肥胖、高血脂、高血压，损害健康，甚至折损寿命。

很多人喜欢与人攀比，事事都要争强，也会陷入"辱"与"殆"的境地，得到的只有羞辱和危害。比如那些好赌的人，打麻将不管输赢，都要与人一争高下，要么引发打架斗殴，要么导致血压升高，突发脑出血或心梗。研究证明，那些喜欢争执，性格要强的人更容易患心脏病、脑出血、神经过敏、失眠和癌症等疾病，因为无休止的争强好胜会让身体长久处在紧张和压力之下，持续出现应激反应，久而久之身体就发生病变。

《素问·痹论》中提出"饮食自倍，肠胃乃伤"，告诉我们饮食不可过度，否则会伤害胃肠。现实生活中，有遇到美酒便狂喝滥饮，醉酒后言行失常，引人鄙视。还有人贪恋床笫之欢，不懂房事有度，在纵欲无度中亏损先天精气，提前衰老。这些不知足、不知止的举动是在透支身体的韧度和调节能力，最终会丧失生命的弹性。过度纵欲，不给身体休息调节的时间，身体积累的大量有害物质无法及时清理，有机体无法自我修复，无法恢复正常功能，自然就加速衰老，寿命也缩短了。《黄帝内经》里批评"时人""以酒为浆，以妄为常，醉以入房，以欲竭其精，以耗散其真，不知持满，不时御神，务快其心，逆于生乐，起居无节"，说的就是这种状况。

所以，当人一味地放纵自己，沉浸在欲望追求中不知足，不知止时，便"半百而衰"，活不到天年。

养生需要静心养德，让身体得以修复。知足知止既是为人处世的智慧，更是静心养德的根本。愉快、单纯的知足心境可以让机体的呼吸、脉搏、血压、消化液分泌和新陈代谢等功能处在平稳状态，减少情绪的波折和刺激，大脑功能明显增强，身体免疫力也会成倍提高。

知足不辱，知止不殆，少一些贪婪，多一些知足，凡事适可而止，适当止步，我们健康就会多一些，人生的快乐也会多一分。只有知足知止了，我们才能保持满足的心态，平和的心。心静了，身也会静，人生才能远离各种耻辱与祸患，生命也才能更美好，更长久。

※ 养生三宝，慈俭谦和

知足知止是修身养德的第一步，要实现养德养生的目的，还需在日常生活中培养良好的心性。道家对此有相当明确的认识，《道德经》里老子写道："我恒有三宝，持而保之：一曰慈，二曰俭，三曰不敢为天下先。慈故能勇；俭故能广；不敢为天下先，故能成器长。"

老子说的三宝，一是慈，即慈悲心，也就是以仁慈之心待人待物；二是俭，即节俭，不奢侈，不奢靡；三是不敢为天下先，即为人做事应谦逊，谦虚，善于借鉴他人他事。这三宝历来是我们代代传承的美德，凡是读书修身的人都会努力实践这三宝。就养生而言，后人继承了三宝观点，并引申为四个方面，从身心两个角度强调三宝的重要性。清代医学家袁开昌在《养生三要》里把"三宝"引申为"慈、俭、和、静"四个字，他说："昔人论致寿之道有四：曰慈、曰俭、曰和、曰静"，其中和、静是"不敢为天下先"的引申。

"人能慈心于物，不为一切害人之事，即一言有损于人，亦不轻发"，这是袁开昌对"慈"的解释。心怀慈悲、善良的人心境坦荡，情绪平和，不会有什么负面情绪，也就不会恐惧或担忧，普遍更容易健康长寿。人在心存不满、情绪愤懑或怨恨嫉妒时，情绪的波动会带来身体的变化，长久的负面情绪让人免疫力降低，胃口变差，心跳加快，血压上升，高血压、头痛和失眠等疾病就会找上门来。许多道德败坏的人，表面上看也许很风光，但实际上身体状态很差。因为有恶念恶行的人，常常心理紧张、惊慌，内分泌紊乱，容易患上神经过敏、心脏病、脑出血等疾病。

"俭"，就是我们常说的简单生活，给生活做减法，少饮酒、不熬夜，少思虑，减少社交等，对养生有很多好处。在饮食方面，简单的饮食可以滋养脾胃，不给身体带来负担，不会让人陷入肥胖的困扰，有益而无害。控制欲望，让内心的渴求少一点，就能聚集精神，内守于心。少说话，不仅可以养气，还可减少是非，避免祸从口出。减少社交，减少不必要的频繁往来则可以结交真正的朋友，还可减少犯错的机会。事实证明，那些交往圈子比较简单，比较精致纯粹的人，更容易获取成功，维持良好的身体状态。少应酬，可以让身体好好休息，缓解劳累。我就经历过大量应酬带来的麻烦，相信很多人对此也深有感触。那时我的事业正处于上升期，要参加各种会议，还有同事间的聚会，单位、行业内的交流等，生活方面也有很多诸如亲友喜事，同学聚会等应酬。应酬最多的时候，我得赶场子，离开这里就去那里，每一处都待不了多久。后来我发现这样的应酬没有质量，吃不好睡不香，感情联络也不到位，还倍感疲惫。后来我干脆采取"节俭"办法，反而轻松下来，身体得到休息，少而精的应酬也变得更有意义。

和能养生，是因为"人常和悦，则心气充而五脏安"。经常保持心态平和的人，喜悦的人，会心劲足，五脏安，一切疾病也就无法侵犯。

至于静，即身不过劳，心不轻动。平时做事不可太过，尤其做体力活或运动要有节制。不管碰到什么情况，努力处理事情就好，心不能乱，管理好情绪，才能掌控健康的方向。当人完全静下来，内心淡定，所有烦扰都会远离，也不会陷入各种负面情绪损害健康了。很多出名的书画大师和大德高僧都很长寿，与他们善于保持平静心境分不开。在现实生活里，我们难免有烦心事，这就需要刻意修炼静心，排除杂念，保持内在的稳定，要懂得忙里偷闲，静修养心。

也可采用袁开昌的办法，"凡遇一切劳顿、忧惶、喜乐、恐惧之事，外则顺以应之，此心凝然不动，如澄潭、如古井"，就不会受太多环境影响保持心境平和。

"慈、俭、和、静"是修心养性的根本，《道德经》的核心内容就是对这四个字的阐述，对养生而言这四字极为实用，与服药保健、导引术养生相比，更胜千万倍。大家知道"是药三分毒"，服药养生要特别注意药是否对症及药的用量，稍不留意便会偏颇破坏身体原有的平衡。道家的导引术对训练有要求，忙碌的现代人恐怕难以坚持，容易荒废。唯有"慈俭和静"最贴合人们的日常生活和工作了，可以在一言一行中实践，有助于改变心态，效果显著。"慈俭和静"，可以提高精神境界，提升生活质量，对健康及延年益寿更有极大好处。我希望大家能把这四字作为座右铭，时刻谨记，时常践行，在生活中养生，在养生中生活。

行气养神，不伤为本

道家除了"道法自然"这一养生观念之外，还提出了"不伤为本"的观念。"道法自然"是道家提倡养生要遵循客观规律，"行气养神，不伤为本"是从人体自身角度来讲的养生法。历来很多养生家都对这个概念都有过阐述，下面我就重点讲讲最具代表性的3位养生家的观点。

※《抱朴子》：养生以"不伤为本"

《抱朴子》是东晋的道教学者葛洪写的一本书，这本书内容很杂，有关于神仙、炼丹的记录，也有对时政得失和一些人物的评论。当然，里面也有很多关于养生的看法和观点。

根据史书的记载，葛洪是个性格木讷的人，从小就喜欢读书，不爱玩乐。长大后，葛洪也不羡慕当官的、经商的，对名利看得很淡，只对问道长寿的事感兴趣。勤奋好学的葛洪经常四处寻书问道，对医学和药物学也很精通，在医学方面的成就很突出，他撰写的《肘后备急方》记录了很多疾病症状，像结核病、疯狗病和天花，他都做了详细的描述，还提出了治疗的方法。虽然那些治疗的方法在现在看来不是很规范，但这些记录都是医学史上最早的记录，对后世认识此类疾病很有帮助。

葛洪善于观察，追求长生又专心修炼，在养生方面就逐渐积累了丰富的知识和经验。他在多年养生实践的基础上，提出"养生以不伤为本"，这句话可说是养生的至理名言。

从医学角度看，人的衰老其实就是各种组织器官的老化，而老化的产生，跟人多年使用它们有关。就好像一台新机器，用久了就会出问题，人也是这样。就拿血管来说，人的血液在体内不停循环，除了传输氧气和二氧化碳外，还运输各种营养物质。时间长了，这些营养物质就积累附着在血管壁上，造成血管硬化，或者形成血栓。还有关节部位，老年人的关节相比于年轻人，会出现不同程度的损伤，这都跟日常运动有关。所以，人年龄越大，身体各种机能就越弱，这就是用久了的缘故。

那么，我们换个角度来想一想，如果使用一台机器时，人们能爱护它，经常保养它，它的使用寿命就会延长。人也一样，如果人能爱惜自己的身体，时时保养它，使它不受伤害，那么身体这台"机器"的使用寿命自然就延长了。这就是葛洪"不伤本"的意思。也就是说，养生，要保护身体不受外界的各种侵袭、伤害，不要危及健康的根本才对。

对于"伤"，葛洪总结了很多条，大都是生活中常见的一些行为和现象。他说："才所不逮而困思之，伤也；力所不胜而强举之，伤也。"就是说，人的才智不够，还要勉强学习思考，对身体是一种伤害；力气达不到，还要勉强举起重物，这也是对身体的伤害。这些伤害是不尊重个人能力，违背自身自然特点而引起的伤害。"悲哀憔悴，伤也；喜乐过差，伤也；汲汲所欲，伤也"。这是说人的喜怒哀乐和欲望引起的伤害。现代研究也证明，过度的情绪刺激会伤害到人的健康。"久谈言笑，伤也；寝息失时，伤也；挽弓引弩，伤也；沉醉呕吐，伤也；饱食即卧，伤也；跳走喘乏，伤也；欢笑哭泣，伤也；阴阳不交，伤也"。这是日常生活里一些不恰当的做法引起的伤害。说话、睡觉、吃饭、行走运动，如果不合适，都可能伤害到人的健康根本。

在生活里，我们经常能碰到一些特殊的疾病，它可能与某个职业有关，也可能因为不良日常习惯，日积月累引起的病症。像运动员的网球肘就是这样一种关节病。这是一种慢性病，网球运动员和羽毛球运动员经常会得，还有一些经常使用肘部的人也容易得，比如泥瓦匠、木工，还有家庭主妇。他们的肘关节出现病痛，跟他们往常运动时动作不当，或者劳累过度、损伤了肘关节有关。这就是"伤根本"。要是我们在生活、工作中不注意这些琐碎的小"伤害"，任由它发展下去，那么总有一天就会引起病痛，而任何病痛都可能加速我们的衰老，减少我们的寿命。

为了"不伤根本"，葛洪提出了很多"不伤"的原则，比如"唾不及远，行不疾步，耳不及听，目不久视，坐不至久，卧不及疲。先寒而衣，先热而解；不欲极饥而食，食不过饱；不欲极渴而饮，饮不过多"。这是日常起居要注意的一些方面，是讲不管做什么事，都要有个度，不能过度。

现在电子产品很多，一些年轻人整天耳朵里塞着耳机，拿着手机或者小平板电脑看，像这种坐车、走路，甚至吃饭时也听歌、看手机就不是好习惯，是"伤根本"的举动。耳朵和眼睛长久得不到休息，就容易病变，听力下降，眼睛近视、发炎，都有可能发生。所以，年轻人要尽量避免这种不良的习惯。

除了日常生活，在各种特殊情况下，人也应该及时回避一些情况，做到"不伤"。葛洪总结说："冬不欲极温，夏不欲穷凉，不露卧星下，不眠中见肩。大寒、大热、大风、大雾皆不欲冒之。"就是说冬天不要捂得太热、太暖，夏天不要贪凉，凉到极点，睡觉不要露天睡，被子要盖到肩膀上。遇到极端天气要躲避，像极冷的天气或者太阳暴晒的时候，还有大风、大雾天，就不要贸然出门，身处其中了。

看过葛洪的这些"不伤"原则后，我们就明白他的根本意思其实是要人们不要过于强求、过度耗费身体，要按照自然规律和个人的能力限度去生活，去做事情。如果不这样，等到酿成病痛时，身体就很难复原到健康状态了，即使病治好了，患病的部位也不如没病时那么健康。

葛洪在强调"不伤"之外，很看重"养"，也就是行气养神了。他说："善摄生者，卧起有四时之早晚，兴居有至和之常制，调利筋骨有偃仰之方，杜疾闲邪有吞吐之术，流行营卫有补泻之法，节宣劳逸有与夺之要，忍怒以全阴气，抑喜以养阳气。"也就是说，善于养生的人会根据季节变化来调整起居，强身健体也都有独特的方法，不管是"偃仰之方"，还是"吞吐之术""补泻之法"，都是养生的一种方法而已。养的目的就是活动气血、存养精气，健体益寿。

※《养性延命录》：长寿要"避众伤事"

葛洪的思想影响了很多人，特别是道教的一些修炼者和养生家，他们在葛洪的基础上，继续实践和探索"不伤为本"的养生法，让这一养生方法得到延续和完善。南朝时期的陶弘景就是继葛洪之后的一位道家养生大家，他本人活到84岁，写了很多医药养生方面的书。

跟葛洪的普通出身不同，陶弘景出身于名门望族，从小就接受了良好的文化教育。据说他在15岁的时候，读到葛洪的《神仙传》，就立志养生，追求长寿。

陶弘景生活在南北朝这样一个乱世，祖上是南朝宋代的功臣，一直到他成年，都在宋朝做官。后来梁武帝萧衍推翻了宋朝，建立了梁朝，陶弘景就归隐了。梁武帝跟陶弘景早就认识，知道他很有学问，想请他帮自己治理国家，可是陶弘景不愿意，不管梁武帝怎么请都不出山。梁武帝没办法，就任由他在山里修炼著书了。可是，一旦碰到大事，梁武帝就会派人送信给陶弘景，请他帮忙决断，陶弘景就通过这个方式指点梁武帝。因为这样，陶弘景就得了一个"山中宰相"的名号。

隐居山林，陶弘景一方面修身养性，运用道家的各种养生法，一方面自己研究总结，写了很多医药、炼丹方面的书，其中《养性延命录》是一部辑录而成的养生书，对前人的养生方法和语录做了归纳整理，并提出了自己的见解，做了补充。

《养性延命录》共分两卷，陶弘景在序中就说自己是从前人的作品里选择那些"有益于养生及招损于后患"的内容，进行"删弃繁芜，类聚篇题"，汇集成这部作品。书的上卷主要是教诫、食诫、杂诫和祈禳等方面的内容；下卷叙述服气疗病、导引按摩、房中术和养性延命的一些理论与方法。这本书内容很杂、很广，引用了《大有经》《小有经》《服气经》《黄庭经》和嵇康注的《老子养生篇》等等古籍共三十多种。这本书可以说是陶弘景多年读书和实践的成果汇总。

陶弘景看重生命，他说："人所贵者，盖贵为生。"就是说，每个人都是爱惜自己的生命的。那么，人的生命又是怎样一种情况呢？他接着说："生者神之本，形者神之具。神大用则竭，形大劳则毙。"把人的生命看作是神和形的结合。神是抽象的精神力量，形是我们的肉体，这两者都不能过度劳累，否则都会致人死命。陶弘景的这种看法，类似我们今天说的身体健康和精神健康。无论精神和肉体哪个不健康，都可能导致人加速衰老，减少寿命。

基于对生命这样的认识，陶弘景主张，养生好好调理精神和肉体两个方面，这样才能延年益寿。这也就是他书名的含义——养性延命。

对于养性，陶弘景也是从两个方面来谈的。一是养神，人要"少思寡欲"，做到"游心虚静，息虑无为"，调节自己的喜怒哀乐等情绪，避免过于伤神、伤心；二是养形，要"饮食有节，起居有度"，避免过度的辛劳和放纵享乐。做到这两点外，陶弘景还主张练习导引、行气等修炼方法来延年益寿。他在《养性延命录》序言里说："时导引于闲室，摄养无亏，兼饵良药，则百年耆寿，是常分也。"可见他非常相信导引、行气和服药等养生方法。不过，陶弘景所说的那些导引、行气等方法的科学性还有待证明，至于炼丹服用的方法早就被否定了，不能相信。

在养神、养形的问题上，陶弘景跟葛洪一样，提出了很多要规避的"伤"。他说："若能避众伤人事，而复晓阴阳之术，则是不死之道。"这里需要"避"的"众伤之事"，大多数也是日常生活中的一些行为举止。比如"久视伤血，久卧伤气，久立伤骨，久行伤筋，久坐伤肉"，还有"大乐气飞扬，大愁气不通。用精令人气力乏，多睡令人目盲，多唾令人心烦，贪美食令人泄痢"等等。也就是说，一些过度的举动和情绪，都会伤害人的元气和精气，一定要避免。

像葛洪和陶弘景提出的要避免的这些"伤"，其实都是我国古人在长期的生活实践中总结出来的道理，也许古人的解释不够浅显，有些现象西医学也解释不清，但古人总结出的这些生活小禁忌，却的确有利于养生保健。

《养性延命录》里说："勿怒目久视日月，使目睛失明。"现在医生也会告诫人们，不要直视强光，否则会损伤视网膜，引起失明。还有，"大汗勿脱衣""新沐浴了，不得露头当风""脚汗勿入水"，这些都是有一定道理的。出汗、洗澡，或者脚出汗的时候，人的身体处在散热状态，毛细血管和皮肤上的汗孔都是扩张的，如果突然遇冷，身体不适应，就很容易引起疾病。书中还提到睡觉时"头边勿安火炉，令人头重、目赤、鼻干"，这也符合科学。人如果入睡时头部过暖，会引起头部血管扩张、血液循环加速，容易使神经兴奋，而导致失眠或者多梦，很不利于睡眠。

葛洪和陶弘景提到的这些"避众伤之事"，有很多都在民间流传，逐渐成了人们日常生活的一些忌讳，人们会在不知不觉中就运用起来。有这么一个小故事，就说明了这种情况。有一个人大热天骑了一匹马赶路，一路上马跑得快，人在马背上也颠得一身大汗，非常疲惫。他口干舌燥，在路边发现了一户人家，就停下来讨杯水喝。那户人家里有个老头，他热心地给骑马人倒了杯水，可是看到那人满头大汗，老人突然捏了一撮麦秆扔在碗里。那个人接过水碗，正想一口气灌下肚子，却发现水上飘着麦秆，他只好把麦秆吹到一边再喝。就这样，一碗水吹了喝，喝了吹，很久才下肚。喘过气后，这人问老人，为什么要给他的水碗里撒麦秆，老人笑着说：热身子不能猛然喝水，这可是个忌讳。

你要让这老人具体解释这忌讳的原因，他可能说不出什么来，但这个做法却很符合养生的道理。人在运动后浑身发热，大汗淋漓，内脏器官的血管都呈扩张趋势，如果猛然冷水一激，很容易引起胃痉挛等急性病。所以说，这些养生大家提出的"避伤"小事，对全民的养生都做出了贡献。

现代生活条件改善，很多事情都变得很便利，许多人反而不注意这些生活上的细节和小禁忌。一些人在夏天，刚从外面闷热的环境走进屋子，立刻对着空调猛吹，自己感觉很快凉快了下来，可是不知不觉中已经损害了自己的健康。每年很多人因为吹空调不当造成面瘫或者患上感冒，都是不知道避忌的结果。除了空调病，温室病也不容忽视。冬天为了取暖，把室内温度调得很高，这种做法其实是很违背自然规律的，对身体健康没有好处。

概括来说，"避众伤之事"跟顺应自然是一致的。很多伤身体的事其实是违背自然规律的，而人会做出那些伤身体的事，就跟贪婪有关。养生要求食半饱，别吃得多，可很多人就贪嘴，爱多吃油炸食物、高糖高热量的快餐食品；养生要惜精，不能沉溺在纵情享乐中，可很多人就是约束不了自己。这正如陶弘景说的"不拘礼度，饮食无节，如斯之流，宁免夭伤之患"。这句话是说，那些不注意约束自己，吃喝没有个节制的人，怎么能不受各种伤害呢？他还说："俗人但知贪于五味，不知有元气可饮。圣人知五味之毒焉，故不贪。"所以普通人少有高寿的，而圣人懂养生，就能克制自己的种种贪念和欲望，才能长寿。

※《备急千金要方》：摄生须"慎于忌讳"

孙思邈的医学贡献很多，他提出了中医医德的规范，总结了唐代以前的各种药方，他还精通内科、外科、妇科、儿科和五官科，针灸技术也很高超；他还研究了很多疾病，像伤寒、温热病等，都提出了自己的看法。这些成果，让孙思邈在中医学历史上有着不可动摇的地位。

孙思邈从小很聪明，看书学习过目不忘。但幼年时身体不好，经常得病，为了给他看病，家里花费了不少的钱，所以少年时期孙思邈就决定学习医术，治病救人。他边学习，边给人治病，还进行养生修炼，最后活了101岁。

孙思邈出生在西魏时代，当时社会比较动荡，孙思邈专心学医，治病救人。他很重视人的生命，说"人命至重，有贵千金"。他救人治病时从不论贵贱，都一视同仁，在民间享有很高的声誉。后来孙思邈隐居在秦岭的太白山，研究道教经典，探索养生方法。唐王朝确立政权后，天下逐渐安稳，这时孙思邈精湛的医术、高尚的医德到了家喻户晓的地步，唐王朝招他做官，他坚决不去，坚持自己的隐居生活。孙思邈去世后被人们尊称为"药王"，人们修建了很多庙宇来纪念他。

孙思邈的《备急千金要方》内容非常丰富，有关于医德的论述，有病案，有方剂，还有针灸的手法、脉证的辨析。孙思邈不仅总结了历史上各种药方和民间流传的方子，还在《千金要方》里提出了他的养生理念，提供了食疗方法，可以说是我国最早的食疗专论之一。

对于养生，孙思邈的看法是："神仙之道难致，养性之术易崇，故善摄生者，常须慎于忌讳，勤于服食，则百年之内不惧于夭伤也。"也就是说，要真的成仙得道，那恐怕很难，但是勤于养生，还是一般人都能做到的事，如果经常注意避忌不当的行为，勤于食疗，那么活过一百岁恐怕就不难。孙思邈的养生观就是"慎于忌讳"和"勤于服食"。

说到食疗，估计没有人不知道，现在各类养生节目和养生专家都会提到食物对人体健康的好处，推荐各种食疗方法，介绍一些祛湿气的食物、养气血的粥，还有补肾的坚果等等。在《千金食治·序论》里，孙思邈提供了一个"五脏所宜食法"，也就是怎么吃，哪些食物对人体五脏有好处，能养五脏。这个是我国历史上最早的食谱。

早在上古时期，我国古人就把食物分为五味，并跟五脏相对应。《素问·宣明五气》里说"酸入肝，辛入肺，苦入心，咸入肾，甘入脾"。也就是具有这五味的食物，可对相应的脏腑起到滋补作用。除了五味，古人还把药材跟食物分为寒性、温性或者平性，不同类别的食物对人体也会产生不同的作用。中医学讲饮食，有个基本原则，就是"寒者热之，热者寒之"，体寒的人适宜多吃热性食物，体热的人适宜多吃寒性的食物，这样就能起到调节身体平衡的作用了。

对于食疗，孙思邈特别强调要了解食物或药草的性味，有针对性地吃，才能取得预期的养生治疗效果。他说："安身之本，必资于食；救疾之速，必凭于药。不知食宜者，不足以存生也；不明药忌者，不能以除病也。"可见，不管是食疗，还是治病，吃对了才行。

我曾经见到一个病人，肝脏不好。酸入肝，我就建议他多吃酸性食物，像水果里的橙子、柠檬，还有葡萄、芒果等等。他一边用药治疗，一边大量吃橙子食疗，很快病情就得到控制，身体开始恢复。如果病人的病出在脾上，我可不敢这样建议。因为酸味过重会伤脾，加重病情的。

作为健康人，选择食物进补时要注意两个原则：一是不要偏嗜一味，要五味兼顾，这样才能让脏腑都得到滋养，又不至于一味过量，伤到内脏；二是要根据自己的体质，选择合适的食物适当多吃，这才能补益身体。

除了正确地选择食物进补外，在饮食上人还要注意"忌讳"，要根据各种情况防范不当的饮食。孙思邈就提出："夏至以后，迄至秋分，必须慎肥腻、饼臞酥油之属，此物与酒浆、瓜果理极相仿。夫在身所以多疾者，皆由春夏取冷太过，饮食不节故也。"这说明夏天不宜吃油腻难消化的食物，那些性寒的瓜果也不宜多吃。夏天酷热，人体是一种发散的状态，如果吃太多寒性食物，就会让人身体不通畅，造成堵塞，到了秋季就容易显现出不适，时间长了就会得病。还有"又鱼鲙诸腥冷之物，多损于人，断之益善。乳、酪、酥等常食之，令人有筋力胆干，肌体润泽，卒多食者，亦令膤胀泻利"。可见很多营养价值高的食物，也不适宜多吃，要适当忌口。与选择合适的食物多吃一个道理，要是身体不适宜某种食物，就应认真忌口。

有个病人是哮喘病，这个病属于慢性病，很难一下根治，而且每年季节变化时病情就容易加重。像这种病，在治疗的同时就应该好好养。得了哮喘，要忌辣、忌肥腻的食物，可这个病人平常最爱吃辣椒，病情转好的时候，就不忌口。几年之后，他的哮喘越来越严重，让医生都感到头疼。

经常服中药的人可能都知道，吃药的时候有一些要避忌的食物，最好不吃。这其实也是"慎于忌讳"的道理。很多食物和药性相反，如果吃药的时候不忌口，那么药效和治疗效果就会大打折扣。

治病是这个道理，养生也一样，没有任何避忌，那么养生的功效就不会显现。

孙思邈虽然不是道教徒，但他的思想和养生方法很大一部分都来源于道教，这让我们不能不重视我国土生土长的这个教派。作为宗教，道教在思想性上可能无法跟佛教、基督教等大宗教相比，但它对养生的贡献不容忽视。我觉得我们应该珍惜祖先留给我们的这笔遗产，剔除糟粕，提取精华，好好运用，这才对得起我们的文化传统。

明白了"道法自然"和"不伤根本"的道理，并能践行静以修身，俭以养德的大道，对"全养生"理念也应该有个深刻地认识了。顺应生命规律，顺应自然和人文环境，主动养生，从生命的各个阶段和生活的方方面面入手，这就是全养生的根本理念。

第七章

儒家思想，倡"全养生"之德行

如果说道家给我的"全养生"理念提供的是基础，那么儒家思想就从道德方面充实了我的"全养生"理念。

在养生上，道家追求的是身体健康，长视久生，重在保养身体方面。可是，人不是简单的生物，人的心理和精神状态对健康有着巨大的影响。就连道家的葛洪也说："若德行不修，而但务方术，皆不得长生也"。所以，道德修养的高低，跟身体是否健康、将来能否长寿有很大的关系。

作为儒家的创始人，孔子追求德行，身体力行，一生实践着自己的道德理想。他经历坎坷，经常颠沛流离，吃不饱也休息不好，可是就这样孔子也活了73 岁，在春秋战国那个人均寿命还很短的时代，他绝对算得上高寿，就是今天也算长寿的人。

我提倡"全养生"，除了提倡道家保养身体健康的观念外，同样提倡儒家的道德养生。因为养身很重要，养心更重要，养德最重要。大量的事实证明：品德修养良好的人，获得长寿的概率更高。

下面，我就讲一讲道德修养跟养生的关系。

《周易》论"三才"

《周易》是我国最古老的一部经典，相传周文王被拘禁在羑里时推演八卦，后来就出现了《周易》这部书。对于《周易》究竟算什么书，历来很多学者都有不同看法，有的认为它是一部记录占卜方法的卜筮书，有人认为它是讲述人类进化的历史书，也有人认为它是阐述天地大道的哲学书。不管《周易》算什么书，它包罗万象的内容和博大精微的思想都深深影响了中国人的思维和中华民族的文化，因此被称为"群经之首，大道之源"。

《周易》的核心理念是"天人合一"。它以阴阳二元论为基础，论证和描述了天地万物运行的规律，实质上是我国古人对自然万物和人类社会认识的一个总结。《周易》里提出一个"三才之道"，所谓"三才"是指天、地、人。三才之道也就是天、地、人所遵循的自然规律。《周易·说卦》："是以立天之道，曰阴与阳；立地之道，曰柔与刚；立人之道，曰仁与义，兼三才而两之，故易六画而成卦"。这几句话是说，所谓天道分"阴与阳"，也就是天之气由阴阳构成；地道分"柔与刚"，这是就地之质而言，分刚与柔；人道则是"仁与义"，也就是人之德由仁义构成。这三者相互配合，就能推演出《周易》里的八卦。

人处在天地之间，由天地孕育而生，和天地自然有着密切的联系。人的生存发展和各种活动，都跟天地息息相关，因此，要了解人之道，就得了解天地之道，结合天地之道来探寻生命的规律。《周易》里明确指出，古代的圣人作《易》，就是为了"顺性命之理"，"性"指人性，"命"指天命。"顺性命之理"就是探寻人性与天命之间的必然性和规律性。《周易·说卦》里还说："穷理尽性以至于命。"就是说要穷尽万物的道理，穷尽人的本性，才能知天命，达到人与自然相一致的境地。

根据《周易》的思想，后人创造了很多养生法，比如太极拳、走八卦，这些方法都是依据"天人合一"的理念构想出来的。练习这些养生法的时候，最讲究的就是人要放松精神，要感受天地精气，让身体在自然状态下得到锻炼。

《周易》的养生观念除了衍生出有益健康的养生方法外，它还让我们明白自己在天地自然中的地位。

作为"三才"之一，人是处在天地之间的。我们可以说天就是气候环境，地就是自然环境，生活在这样两大环境里，人必然会受到影响。

说到人与自然环境的关系，古代医学家和养生大家们都发现了气候环境对人的影响，指出人的健康寿命跟环境是分不开的。《素问·五常政大论》里指出："一州之气，生化寿夭不同……地势使然也。"就明确提出人的寿命跟地理环境有关。

很多人调查、研究全球的长寿之乡，他们发现那些长寿老人聚集的地方，自然环境都非常好，比如高加索山区、广西巴马、梅州蕉岭、惠州博罗、肇庆鼎湖等，这些长寿之乡都处在山水优美、空气清新的地方，气温也很适宜人类生活。

与长寿之乡相反，有些地方的人都会得某种相同的疾病，这些病被称为"地方病"。为什么某个地方的人都会得一种相同的病呢？这跟当地人的自然环境息息相关。例如，有些地方的水含氟量高，经常饮用这种水的人牙齿会变黑，还会得骨节僵硬的"氟骨症"。内蒙古和贵州的一些地方，经常有人得一种"蛤蟆皮"病，这跟当地砷元素含量高有关，有的是当地出产的煤含有很高的砷，有的是地下水里含有很高的砷，人们在日常烧火、饮水时，不知不觉体内就积聚了过量的砷元素，从而引起皮肤病。

所以，人作为自然的一部分，生活起居都离不开自然环境，而良好的自然环境会促进人的健康长寿。如果人能顺应自然、保护自然，人的生存环境好了，健康就有保证了。可是如果人类违逆自然规律，对环境不爱护、不保护，那么最终受害的还会是人类自己。《周易》的这个"天人相应"观点，现在仍然被证明是正确的。

为了追求社会发展，人类对大自然不加节制地破坏，这就是逆天而行。很多地方过度开发，大片森林被毁，空气污染，河流污染，生活在当地的居民也遭受到各种健康威胁。历史上有很多出名的环境污染导致的恶性事件，比如，1930 年比利时马其河河谷地带建有很多工厂，因为炼焦、炼钢、炼锌和发电，工厂排放了大量有害烟雾。这些烟尘散布在空气中久久不散，生活在附近的居民有上千人患上了呼吸道疾病，出现流泪、喉痛、咳嗽、胸痛和呼吸困难等症状，最后约有 60 人死亡。1952 年 12 月，英国伦敦经历了"光雾事件"。在连续几天无风的日子后，伦敦城上空烟雾弥漫，工厂和居民取暖排放的烟尘聚集不散。很快，空气中的二氧化碳、二氧化硫等有害气体的浓度达到了很高水平，许多人患病，且病情加重，最后约有 4 千多人因为吸入这有毒的空气而死亡。1953 ~ 1957 年间，日本有个水俣镇，镇子附近建了很多化工厂，经常排放污水，居民们饮用了被污染的水以后出现了各种疾病，有的口齿不清、全身

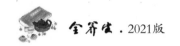

麻木，有的精神失常、离奇死亡。

现在，我们中国也面临环境污染的大问题。有人画出了中国癌症村的分布图，通过这些图可以发现，那些癌症高发的地方，都是环境污染很严重的地方。像这种生活的大环境被污染、被破坏，生活在这环境里的人又怎么能有健康的身体，怎么能长寿呢？

同样，人的行为也会影响到身边的环境。人和自然变化的规律是分不开的，只有顺应规律才能生存得更好。《周易》说："夫大人者，与天地合其德，与日月合其明，与四时合其序，与鬼神合其吉凶。先天而天弗违，后天而奉天时。天且弗违，而况于人乎？况于鬼神乎。"这段话就是告诉我们，真正的智者，是与天地日月等自然规律相合的，只有与自然大道不相违背，才能在这天地间获得成功、获得长寿。

因此，我非常强调，个人的健康长寿是和我们生活的大自然环境分不开的。我们要养生，要健康，就得保护我们赖以生存的自然环境，不能肆意破坏它。现在水污染、土地污染，还有严重的雾霾现象已经严重威胁到了我们的健康。现在国家和很多有识之士都意识到这个问题的严重性，开始着手加强治理。作为个人，我们当然要身体力行地大力支持。想一想，你戴着大口罩在烟雾弥漫的早晨打太极、走八卦，能健康吗？能跟在天空湛蓝、空气清新的地方锻炼相比吗？

所以，提到锻炼养生，我们一定不能只看到自己，只顾到眼前的情况，而要从大的、长远的方面来考虑，要全面顾及影响生命健康的各种因素，自然环境就是不可忽视的一个重要因素。

大德者必得其寿

我们在生活里，经常会碰到一些长寿老人，他们满头白发，容貌沧桑，但是身体很健康，精神状态也很好。如果跟他们交谈或者来往几次，就能发现这类老人大多数性格豁达，心态良好，从不计较一些琐碎小事，也不会怨天尤人、总发牢骚。很多长寿的老人都拥有良好的品德，他们光明磊落、淡泊宁静，对生活一点都不苛刻。

我们常说"心底无私天地宽",一个人要是能够做到为人宽厚,无私心恶念,那么他就很少出现嫉妒、忧虑等负面心理;经常保持心平气和、泰然自若的人,整个身体状态也会保持一种平和状态。这就是我们常说的以德养身、心正神明的情况。

孔子说:"大德……必得其寿。"良好的品德修养有利于健康长寿。这可以说是经过了千百年的历史反复证明的哲理。所以,养生在养身、养心之外,还要养德。

※ 《论语》:重德"仁者寿"

孔子是儒家学派的创始人,他本人没有留下什么专门的著作,但他的弟子们将他往常说的话和一些教诲汇集成书,成就了儒家典籍《论语》。在《论语》里,孔子多次提到了道德修养,还列举了很多道德行为和典范。孔子赞成中庸之道,认为做什么事都不能太过,他还夸奖他的弟子颜回品德高尚,能够安贫乐道,从不迁怒于人。虽然《论语》只是记录了孔子的一些言行,不是什么系统的著作,但这部书表明了孔子对生命的态度,对养生的重视,那就是"仁者寿"。

可以说"仁者寿"是儒家养生观的核心理念。"仁"是儒家学派道德规范的最高原则,也是儒家思想的理论核心。那么,什么是"仁"呢?最初"仁"的含义是指人与人之间的一种亲善关系,所谓"仁者,人也",随着"仁"的观念继续发展,它又具备了仁爱的意思,也就是孔子所说的"仁者,爱人"。一个对人和这个世界有仁爱之心的人,有宽广胸怀的人,就称得上是"仁者",现在我们则把这样的人称为有道德、品德高尚的人。

在孔子看来,仁者是会高寿的,要养生就要注重养德。"仁爱"是一个很高的道德境界,它不是我们人先天就具备的一种品德,而是在人生活成长的过程中慢慢获得的。所以儒家就特别强调修身养性,不断反思自己的错误,然后改掉缺点,最后清理人心理上的种种障碍,获得良好的道德修养和心灵的宁静。汉代大儒董仲舒说:"仁者之所以多寿者,外无贪而内清静,心平和而不失中正,取天地之美以养其身。"这句话就把"仁者多寿"的诠释清楚了。

没有良好品德的人,不讲仁爱的人大都是狭隘的、自私的,对于利益斤斤计较，没有坚定的信念和高远的目标，这种人的心思很少有平和宁静的。西医学理论认为：人是一种大脑皮层统率的完善生物体，也就是说，人的肉体受大脑思维的影响，心理因素会对健康起到很大的影响作用。

巴西有一位叫马斯丁的医生，他用了 10 年的时间做了一项追踪调查，追踪调查的对象主要是官员，他调查了相同数量的贪污受贿官员和廉洁官员，那些贪污腐败者生病和死亡数远远高于廉洁官员。这位医生得出的结论是：惩罚这些贪污腐败官员的是他们的良心和不安。"当违反自己的伦理道德准则时，精神上和身体上就会受到自体的攻击，引起激素分泌紊乱。"马斯丁医生这样说，而这个结果当然会损害到身体健康了。

可见，不讲仁爱、不讲道德的人自身就会产生不利于健康的因素，更别说外界其他因素的影响了。

同样，医学家们还通过研究发现：良好的心态可促使机体血液循环稳定，使内分泌、心血管和免疫等生理系统达到最佳状态。这种情况下，人体各种器官的衰老会变慢，身体也更健康。相反，嫉妒、怨愤等不好的心态容易引起心理应激，导致肾上腺素、甲状腺素的浓度增加，很容易引发心血管疾病和恶性肿瘤。这个研究结果也证明具有良好品德的人，更容易拥有良好的健康。

就拿宽容来说，这是一个好品德。在日常生活和工作中，我们难免会跟人产生误会或矛盾，不被理解或者受委屈、被人污蔑，一旦碰到这样的事，我们就生气、恼怒，甚至想方设法地去跟人争斗，让自己陷进一种负面情绪里不能自拔。我们都知道负面情绪对人的健康伤害很大，所以碰上这些误会或小矛盾时，不妨放宽心胸，宽容对方，反而能获得心理上的平衡和宁静。俗话说"宰相肚里能撑船"，一个有心胸的人才能做成大事，才能获得人们真正的尊重。

有"大德"的人，一般也是关心社会，具有积极处世精神的人。《周易》说："天行健，君子以自强不息。"心怀天下的人一般眼界开阔、心胸宽广，对于人世的各种苦难和挫折都有很好的认识和抵御能力。这类人凭借着坚定的信念和不屈的精神，往往能扛过人生的各种挫折和坎坷，拥有长寿。比如，国家领导人邓小平一生三起三落，经历了战争，遭遇过很多挫折，但他始终心怀天下，心胸宽广，以坚定平和的心态对待生活，最终活了 93 岁。

对于普通人来说，道德感是一种社会性高级情感。具有高尚道德情操的人会获得自我的认同和他人的赞扬，这可以缓解人内心的情感矛盾，可以减少心理冲突，避免引发各种负面情绪和心态。良好的道德感会通过大脑皮层的刺激作用，给人的生理机制带来良好影响，促进人体的健康。相反，违法道德的腐朽观念和做法，就很容易引起人的心理失衡，引发各种身体问题和心理问题。明代吕坤说："仁者寿，生理完也。"意思就是说"仁者"在形、神两方面都完全具备了有利于生命延续的全部积极因素。所以，要想长寿，我们就应当树立良好的道德观，并以"仁爱"之心为人处事，追求崇高的理想和高尚的生活，宽厚待人，在任何情况下都自信自爱，这才有利于最终的健康长寿。

※ 《孟子》："养浩然之气"

同样是儒家大师的孟子活了 83 岁，比孔子的寿命还长。孟子的生平跟孔子相似，他们都是贵族的后裔，但出生时家境已经转衰，变为平民。孟子跟儒生学习，学成之后也像孔子一样周游列国，推行自己的政治思想。孟子从思想上继承了孔子的学说，也发展了儒家思想，因此被称为"亚圣"。在养生方面，孟子也提出了自己独到的见解。

《孟子·公孙丑上》记载，孟子的学生公孙丑跟老师聊天，问老师擅长什么，孟子回答说："我善养吾浩然之气。"浩然之气是一种怎样的气呢？孟子给学生解释说："其为气也，至大至刚，以直养而无害，则塞于天地之间。"就是说，浩然之气是一种最伟大、最刚强的气，用正义培养它，不加丝毫伤害，它就能够充满上下四方，无所不在，人也可以具有这种气。

"气"是中国哲学和医学上常见的一种说法，它有些抽象，人们能感觉得到，却不能用西方的解剖方式找到它。比如我们看见一个人，从他的言谈举止上就会觉得这个人有正气，或者说那个人萎靡不振、气不足。

孟子还进一步阐述自己所提倡的气，他说："夫志，气之帅也；气，体之充也。夫志至焉，气次焉；故曰：'持其志，无暴其气'。"从这几句话来看，志向或说坚定的意志是"气"的统帅，这种气可以充盈在人身上。那么"浩然之气"就是一种与自然相合、与人的意志力相统一的一种感性力量。这种力量可成为促进健康的内在源泉。孟子注重养身的浩然之气，显然就是希望人们具有良好的品德和坚定的意志了。

如何培养浩然之气，孟子提出了两点，这两点都具有鲜明的儒家色彩。第一是"其为气也，配义与道，无是，馁也"。就是说一切都要从儒家的道义出发，与道义相陪，才能理直气壮，从而让身体保持旺盛的精神状况；第二是"行有不慊于心，则馁矣"。意思是如果行为上有对不起良心的，那么气就会减弱。养气必须培养良好的行为，心地要光明坦荡，不心存邪念才行。

从这两个方面来看，孟子养成"浩然之气"的方式，其实就是一种人格道德的修炼过程，是不断培养自己良好道德和优秀品质的过程。

具有浩然之气的人，给人感觉是浑身正气，他们很少出现优柔寡断和犹豫不决的情况，这种人往往有坚定的信念和顽强的意志力。被西方学者称为中国"最后一个儒者"的梁漱溟活了95岁，他就是以孟子的这种浩然之气带动自身健康的。

在新中国成立以前，国共两党内战时期，面对国民党的白色恐怖，梁漱溟公开斥责特务的暗杀行为，大义凛然。后来"文革"开始，他不为所动，坚持自己的立场；在"批林批孔"的时候，他坚决反对将孔子和林彪相提并论，并为刘少奇、彭德怀等人辩护，遭到围攻后，他傲然宣称："三军可夺帅，匹夫不可夺志。"对那些污蔑他的人置之不理。梁漱溟身上就流露出的是"浩然正气"，这种正气给了梁老坚定的信念，让他在各种不利的环境中顽强地活下来，并保持着健康的状态。在他80岁那一年，他去医院检查身体，结果是：血压正常，不高不低。心电图显示心脏搏动有力。梁漱溟谈自己的健康和养生时说："我现在身体这么好，全靠精神力量。我思想通畅，丝毫没有什么窒碍迷闷之处"，"心气很壮，便把身体带着健康起来"。可见浩然之气能让人心态健康，而良好的心态又促进了健康。

孟子还提出"养心莫善于寡欲"的养生观，这个观点主要针对的是世人的欲望。在跟弟子们聊天的时候，他反复强调面对人世各种各样的诱惑，要做到"不动心"，要"寡欲"。就是减少自己的各种欲望，这样才能达到最后的"收心"，才能"不以一得为喜"，"不以一失为忧"，心态平和。

孟子承认人有欲望，他和孔子都认为，人有欲望是很正常的，孔子就说过"食色，性也"，吃饭及生理需求，都是人的天性，不能被否定和压抑。人如果长期处在压抑状态下，吃不饱，穿不暖，或者正常的生理需求得不到满足，都可能出现健康问题，这是显而易见的。可是，人如果对天生的各种欲望不加控制，暴饮暴食，或者过度纵欲，那么人就可能走向另一个极端，健康同样会受到损害。对这种问题，历代的养生家都认为要顺应自然，凡事不能过头。

后来的儒家大师荀子也有类似说法，他在《荀子·正名》中说："欲不待可得而求者，从所可。"意思是说，欲是人生固有的，既不可贪得无厌地纵情人性，又不可去止，也就是不要特意去压抑，要"从所可"，根据实际情况，适当满足欲望。

孟子提出的"寡欲"养生观也是这个看法。他认为人不可能没有欲望，但只能在社会许可的条件下实现欲望才对，不能过分要求，否则就会有害。想一想，现代社会物质丰富，各种各样的新鲜事物层出不穷，这丰富多彩的物质刺激着人们的各种欲望。现在人们出现的很多疾病，比如肥胖症、空调病都是过于追求物质享受的结果，可见古人的观点很有道理。孟子说"不动心"，就是要人排除外界的各种干扰，抵御外界的各种诱惑，修身养性，培养品德。他的这个养生观强调的就是清心寡欲、精神调摄的作用，跟今天很多心理养生的观点不谋而合，的确值得我们好好学习。

正心修身亦养德

儒家的以德养生影响非常深远，清代养生家石天基就说："善养生者，当以德行为主，而以调养为佐。"可见这种观念深入人心。如果说孔子、孟子这样的大师都是大德之人，他们胸怀宽广、品德高尚，是一般人比较难做到的，那么，作为普通人怎么修养自己的品德，起到养生的作用呢？我要说最简单的方法就是正心修身，摆正自己的心态，不断提高道德修养就好。

《礼记·大学》里有一段话说："古之欲明，明德于天下者，先治其国；欲治其国者，先齐其家；欲齐其家者，先修其身；欲修其身者，先正其心；欲正其心者，先诚其意。"这段话比较长，简单来说，它的意思就是要想把明德宣扬于天下，就得先治理好国家，要想治理好一个国家，那得先管好自己的家，要管好自己的家，就得先修身，端正心态，要想端正心态，就得有诚意，做个诚信的人。后来人们就把这段话总结为"正心，修身，齐家，治国，平天下"，做大事，成大德，得一步一步慢慢来。

《礼记》是一部很重要的儒家经典，它记载和论述了先秦时期的礼制、礼仪，还有孔子和弟子们的问答，涉及修身做人的准则，以及政治、法律、历史、哲学等方面，内容相当丰富。其中《大学》篇被后人认为是孔子讲授"初学入德之门"的要籍，是经过孔子的学生曾生整理的文章，这篇文章重点是讲修德的。

从这篇文章来看，大德的养成不是一天两天就有的，而是经过了长久的积累最终形成的。换句话说，养德要早早做起，要从日常很微小的方面做起。

我在前面讲解"全养生"理念的全周期的论点时，提到养生越早越好，修身养德也一样，越早越好。青年人要尽早培养正确的道德观，形成正确的行为习惯，尤其是良好的品德习惯。

人在不同的年龄阶段，会面临不同的身体状况和心理状态，所以也要根据各阶段的情况，培养相应的良好品德。像青年时期，人血气旺盛，很容易冲动，这时要学习谦和、忍耐，学会控制自己的冲动；中年时期血气方刚，很容易与人争斗，这时不妨多培养宽容、平和的心态。

修身养德，对一般人来讲，拥有"五心"，就能逐渐形成宽厚平和的品格，有利于健康长寿。哪"五心"呢？概括来说就是：平常心、容忍心、善心、热心和静心。

人生在世，难免会有一些欲求，比如，想生活过得更舒服一点，房子大一些，车子高档一些。可是，现实里面，不可能人人都有大房子，都能开好车，如果总让自己陷进对这些物质的追求中，人可能会出现焦虑和苦恼，人的心态和情绪就会受到影响。中医学里讲，人的情绪会影响五脏六腑的功能，时间长了，就会出现疾病。所以人要保持良好的心态和情绪，就得拥有一颗平常心。

平常心，就是安安稳稳过日子、平平静静不与人争的心态。日常生活里，只要能吃好、喝好，有穿有住，就不必追求什么奢侈豪华的生活，这就是平常心。对于生活中那些得不到的东西，要有"知足常乐，随遇而安"的心态，不要钻牛角尖、一定要得到，这也是平常心。有了平常心，我们就会少了攀比，少了嫉妒和郁闷等等负面心情。有研究表明，愉快、单纯的知足心境可以让人体的脉搏、呼吸、血压、消化液分泌和新陈代谢等功能处在平衡的自稳状态，情绪上没有了波折和刺激，大脑的功能就会明显加强，机体的免疫能力也会成倍提高。相反，嫉妒让人情绪低落，胃口变差，可能导致胃病、背痛；情绪焦虑则会让胃肠蠕动减弱，消化液分泌减少，生物化学调节失常。所以，生活里少些贪念，多一些知足，就会少一些烦恼，多一些快乐，我们的健康也就有了一份保障。

容忍心就是要懂得宽宏大量，对冒犯自己、惹怒自己的人多一点宽容。孔子说："君子坦荡荡，小人长戚戚"。拥有君子坦荡心胸的人，生活里就不会有太多的烦恼，不计较小事，与人来往不计个人得失，不会有矛盾就跟人结仇闹气，这样的人肯定会心宽体健，神清气爽的。所以，要能容忍别人的不足，不要看到不满意的现象就抱怨、发牢骚，容忍遇到的挫折困难，不要因为一点小问题就耿耿于怀，要保持良好的心态。

善心就是善良的心态，是一种好的心态，好的思想。《荀子·乐论》说："使其曲直，繁省，廉肉，节奏，足以感动人之善心。"要以乐观、善良的心态来对待生活，对待世界。

那么人很容易心境坦荡，没有惭愧和内疚，也就没有恐惧和担忧等情绪了。

热心是指为人要热情诚恳，不要过于冷漠。对生活有热情，对任何事和任何人都有热情的话，人就能保持一种年轻心态，保持青春不老的活力。一个人如果能真诚地、力所能及地，为社会或别人做些好事，就会得到人们的尊敬和认可，这些都能促进我们对自身的肯定，能让我们生活更开心、健康。

静心主要指的是面对人生时要有一种平和宁静的心态，不要过于急躁和急功近利。历史上很多出名的书画大师和大德高僧都长寿，这就跟他们能长久保持平静的心境有关。清代名臣李鸿章的养生方法是静心读书，他认为保持身心健康的药方就是"涵吟"读书法，"体气多病，得名人文集，静心读之，亦足以养病"。可见，心静下来，不但有利健康，还能养病。生活里，干扰我们心境的事情非常多，一些人常常因为鸡毛蒜皮的事就生气、烦躁，搞得心神不安，这对健康可没有好处。所以，我们要刻意修炼静心，排除杂念，让自己的心态变得平和。工作紧张的人尤其需要经常静心休养，繁忙的工作让人烦躁恼怒、情绪不安，适当的忙里偷闲、静修养心就非常有利健康了。

大德者必得其寿，正心修身就是养德，在日常生活里，不断地通过一些小事情来培养我们良好的品德，这一定会让我们更加健康长寿。

第八章

佛家禅修，赋"全养生"之神韵

佛教发源于印度，自从传入中国后，经过古人多年的融合吸收，现在流传的佛教，已经完全具有了中国特色。修习佛法的出家人大多数都长寿，他们的修禅修心法其实非常符合养生道理。修禅，排除杂念、静坐。从佛家的禅修理念中，我们可以体会到"全养生"的独特神韵。

有道佛徒，高寿者多

据清朝末期梁庭灿编著的《历代名人生卒年表》，我们会发现，从三国时期开始，到1884年清王朝的这1652年里，生活在全国各地的五百多位高僧，平均寿命高达76.4岁，比历代皇帝的平均寿命高36岁。清朝到"民国"时期，中国人的平均寿命达到历史新高，也不过35岁，在"人生七十古来稀"的岁月里，寿命平均在70多岁，这不能不引起我们的关注和思考。到了近现代，高寿的僧人和居士也一点不少，像居士赵朴初活了93岁，一些有名的法师都活到90岁以上。

这种现象提示我们，大道高僧普遍长寿，这肯定不是偶然的，而是一定有原因的。美国芝加哥大学曾做过一个跟踪调查，他们调查了五万名志愿者，发现处在51～60岁之间的人和处在61～70岁之间的人死亡率接近。不过61～70岁的人比51～60岁的人要更快乐。他们经过深入分析，认为年龄小的一档人，虽然正当人生的鼎盛期，可是因为各种事务的烦扰，他们难免浮躁、愤怒，或者焦虑、沮丧，这些情绪很容易损害健康机体，甚至导致死亡。年龄高的一档虽然机体比前者衰老了，可他们大多数日子简单，生活清净、安逸，反而容易保持健康。从这项实验里，人们得出"淡泊养生寿自长"的道理。佛教教义和日常生活，就是围绕着"淡泊"而来的。所以，佛家的修禅有利于养生，我们也应当从这里吸收一些养生道理。

佛家五戒，引人明心

佛教看待世界人生的角度跟我们不大相同。在佛教徒看来，人的生命很无常，是不确定的，生老病死也都是人生在世不能摆脱的痛苦。任何人都没有办法长生不老，所以肉体在佛教徒看来是空虚不真实的，只是灵魂的一个短暂寄存处。从这个立场出发，佛教徒不赞成过分贪恋肉体，反对各种身体的享受和过分关注。

明白了肉身的虚幻后，佛教徒们超越生死，追求的是生命的平和与宁静。佛教劝人放弃一切尘世中的享乐和事情，把时间和精力都放到学佛修道上，就是这个原因。

在佛教看来，人生的种种痛苦都是由贪、嗔、痴等俗念引起的。那么，要超脱人世的痛苦，就应该戒断各种贪、嗔、痴的念头。可是，人毕竟受各种本能的控制，不可能说放弃各种俗世欲念，就能完全放弃。佛教中引导人们修行的法师们也明白这点，就提出了"五戒"，先从这五戒做起，然后慢慢修身养性，走向解脱。

佛教的这"五戒"很具体，也简单，都是人们在日常生活中经常会遇到的情况，它们包括：戒杀生、戒偷盗、戒邪淫、戒妄语、戒饮酒。按照这五戒去做，很多生活中的不良习惯都能改变，这对于养生非常有利。可以说，佛学"五戒"是引人明心的养生妙法。

第一戒：杀生。佛教所说的不杀生是宣扬一种慈悲，一种对万事万物的宽宏态度。能培养起宽厚仁慈的品性，心存慈悲，才能珍惜生命，保持一颗善良的心。所以，这一戒讲的其实是善待世界，善待生活，善待人生。一个懂得了生命可贵的人，自然会珍惜生命，既不残杀别的生命，也会好好对待自己的生命。

第二戒：偷盗。偷盗的行为自古就有，是很坏的一种行为。偷盗的背后其实是贪念在起作用，也是违反社会道德和法律的。做这种事的人，因为知道这种行为不被社会认可，所以常常会处在紧张的状态中，而过度的紧张会引起人心律加速，内分泌也比正常情况时旺盛。如果身体经常处于这种紧张情况中，很容易引起机体功能的紊乱，损害健康。再说，过度的贪念也会让人陷入不满、郁闷等负面情绪，这都对健康不利。

人们常讲相由心生。一个人的长相会反映一个人的内心和品格。那些经常偷盗的人大都形体消瘦、目光飘忽不定，这都是因为不正常的举动引起了身心变化，最终影响了面相。不管是为了身体健康，还是为了良好的相貌，不偷盗这种行为都是有利而无害的。

第三戒：邪淫。这个邪淫包含的内容比较宽泛，既有各种邪恶不好的念头，也包括不良的过度情欲。心存邪念、行为不端的人很少有健康长寿的。心存坏念头的人不仅对社会有害、不受欢迎，而且经常处在一种嫉妒、怨恨，挖空心思害别人的心理状态中，其健康也会受损害。

过度的淫邪对身心、社会和家庭都有危害，的确应该戒绝才对。就拿个人来说，过度纵欲会伤神，杂念太多会让人精气涣散、注意力不集中，影响正常的工作和生活。过分沉迷在纵欲中的人，精气会大受损耗，时间长了身心憔悴，身体机能会渐渐枯竭。从医学角度看，人体某一个方面的功能如果亢进，就会导致身体其他功能的减退。纵欲就是性功能过于亢进，身体其他机能就会受损。纵欲过度的人会出现耳鸣、眼干，甚至四肢冰冷、阳气衰减的症状，是绝对会减损寿命的。

第四戒：妄语。妄的意思是不拘常道，妄语就是胡说八道、不诚实，喜欢说是非、说瞎话的人，在德行方面有很大欠缺，一旦让人发现他不诚实、爱乱说话，这种人肯定不受欢迎。所以，这一戒与其说是戒说话，不如说是戒不良品性。戒妄语就是修身、修德行的做法，可以让人拥有善念和诚实正直的心态。

从健康角度来看，少说话也是好事。说话会损伤元气，这是很多养生专家都提到的。少说话、多保持静默，有保养元气的作用，非常利于养生，所以，日常生活中谨言慎语不是坏事，而是非常有利的好事。

第五戒：**饮酒**。酒这个东西很奇特，它对人体有好处，也有害处。经常喝少一点，对血液循环有促进作用，有利健康，可是一旦喝多了，酒精会麻醉人的神经，引发很多健康问题和社会问题。有些人因为喝酒，酒精中毒，最终送命；有些人因为喝酒闹事打架，扰乱社会安定，所以历来人们都不提倡多喝酒，很多文化里一直有戒酒的传统，比如印度教、伊斯兰教都明确反对饮酒。佛教戒喝酒，显然也是这个道理。

从这五戒来看，佛教教义其实是要约束人性中不好的一面——贪念、各种放纵行为，还有恶念、恶行等等。就跟小的错误可能酿成大祸一样，生活中不良的小举动也会演变成危害健康和生命的行为。很多生理欲望是人与生俱来的本能，虽然无法真正完全摆脱，但要懂得克制，不能让它们泛滥而危害到我们的健康。佛教的"五戒"就是针对克制欲望而提出的，它能让人时刻清醒，健康生活，好好养生。

佛教的基本教义要让人看淡生老病死，四大皆空，但佛教并不是否定现实、消极对待人生。相反，佛教很尊重生命，注重养心调身。很多德高望重的大师都是高寿之人，就跟佛教注重调心养生有关。佛教认为凡事都有因果，这放在人体健康方面，也很有道理。每个人的身体状况都不一样，但每个人的健康都跟心理状态、生活习惯以及客观环境息息相关。所以，你生活里怎样对待健康，种什么"因"，就会得什么果。佛家认为调整心态是养生的根本，主张"万念归一，清心涤虑""少欲而知足，知足而常乐"，这些观点都对健康很有帮助。

佛家因果，导人向善

中国有句古话说"善有善报，恶有恶报"，凡是行善的人，都会得到好报应，而凡是作恶的人，都没什么好下场。很多故事都会宣扬这种观念。在《列子》一书里，就有这么一个故事。

宋国有个特别喜欢仗义行善的人，他们家三代人代代行善，从不放松。突然一天，这家的黑牛生了一头白牛犊。有人问孔子这是什么征兆，孔子说这是吉兆。可没过几天，这家主人的眼睛就瞎了。一年过后，这家里的黑牛又生了一头白牛犊，不久主人的儿子眼睛也瞎了。看起来孔子所说的吉兆是错的，没想到因为这对父子经常行善，眼睛都瞎了，官府体恤他们的辛苦，专门给他们提供给养，让他们衣食无忧。后来，楚国攻打宋国，宋国很多男子都被迫参军，战死在沙场上，这对父子因为眼睛瞎掉，就免了军役，免于一死。等到楚、宋两国交战结束后，这对父子的双眼却突然复明了。

这种我国原本就有的善恶相报的观念，后来跟外来传入的佛教相融合，形成了中国特有的善恶因果循环观念。

佛教的因果论原本是建立在生死循环的基础上的，传进中国后，善恶报应只成了这种理论的一个表现。佛教提倡"诸恶莫作，众善奉行"，劝人们不要做坏事，连小小的坏事都不要做，要做好事，要帮别人才对，这样才能得福报，才能幸福长寿。

这种以因果劝导人们向善的方法，也是佛教养生的一个良方。这个方法现在得到了很多研究的支持。

2006 年的 8 月，美国密西根大学对 130 名志愿者进行跟踪研究。这些志愿者利用假期在印度的加尔各答救助穷人和残疾者。救助活动展开的期间，研究者们对志愿者的唾液进行抽样分析，发现志愿者的唾液里免疫球蛋白的数量很高，比往常情况下高出 11 个百分点。这种免疫球蛋白能防止呼吸道感染，增强人的免疫系统。

还有一项名叫"社会关系如何影响人的死亡率"的研究课题，研究者们追踪调研后发现：一个乐于助人并跟他人相处融洽的人，预期寿命会显著延长，而且这个情况在男性中非常突出。相反，心怀恶意，损人利己，跟他人相处不融洽的人，死亡率要比正常人高 1.5 ～ 2 倍。这个研究结果不受其他因素的影响，比如种族、收入、体育锻炼或者生活作风等，都对这个结果影响不明显。

研究人员还发现：善良的人之所以长寿，从心理角度来讲，这是因为善良的人可以激发起人们对他的友爱和感激，这让行善的人能获得内心的温暖和平静，可以大大缓解日常生活中出现的各种焦虑。从免疫系统来看，经常行善对免疫系统有促进作用，能提高人体抗病的能力。从心血管系统来看，一个心脏不好的人，如果对别人常怀有敌意，那么他的心脏冠状动脉堵塞的程度就严重；一个处处视人为敌、经常不满、一触即发、暴跳如雷的人，很容易血压升高，最终酿成任何药物都难以治愈的高血压。

佛教认为善与养生密不可分，只有心怀慈悲、一心向善，人才能保持放松平和的心境，才能延长寿命。因为身心平静才会接收到宇宙天地间良好的信息，才能与天地运动和谐，得到照应，生命状态也就越来越好。从上面那些研究来看，佛教提倡的这种"种善因，得善果"其实是有科学道理的。经常做善事，会因为别人的感激而心情愉快，愉快的心情则是长寿的一个基础。这就是佛教提倡向善能养生的一个原因。

佛教里面修行的法门很多，养生方法也很多，不管是坐禅，还是念佛，或者持咒修炼，都是为了降服魔心、降服种种妄想与杂念。《大乘本生心地观经》中说："心清净故世界清净。心杂秽故世界杂秽。"心态清静祥和，身体就安康稳健，如果心受到污染就会杂乱不安，那么身心就会不调，不能和谐，健康也就无从说起了。

在佛教看来，我们这个社会上之所以有这么多不好的事，有这么多恶，都是这些人不懂得行善的好处。换句话说，是这些人的心理跟身体和社会环境不能和谐相处。佛教劝人向善，提倡构建心理的和谐，对个人养生和整个社会安定平和都有好处。一个人的身心和谐了，跟身处的社会和谐了，才能越活越健康。

所以，就养生来说，佛教的行善积德是养生的一个根本。明代龚廷贤的《寿世保元》里说"积善有功，常存阴德，可以延年"。这句话简明地概括了行善、快乐和养生之间的关系，给想要健康长寿的人提供了一条养生的方法。

第九章

杂家兼容，充"全养生"之物形

战国后期，秦国的丞相吕不韦结集众门客编写了一本书，叫《吕氏春秋》。这本书吸收了道家、儒家及其他思想流派的各种观念，因此成为先秦杂家的代表作，是先秦诸子作品里内容最丰富的一部书，它的思想体系不仅继承了道、儒两家的内容，还采集了墨家、法家的思想这本书共有160篇，涉及养生内容的就大约有50篇，有相当丰富的养生思想。

杂家流派后来在历史上消失了，但杂家的思想却一直延续下来，成为中华文化的一个重要部分。杂家的养生思想深深影响了整个中国传统养生的变化与发展，也充实了我的"全养生"理念。在杂家养生的诸多观点中，其中自制、去害的养生之道很值得我们深入探讨、研究和借鉴。

趋利避害，毕数之务

对于养生，《吕氏春秋》里鲜明地提出了一个观点，那就是"趋利避害""毕数之务"。趋利避害很好理解，就是说在养生中，人应该顺应有利健康的一面，而避开对健康有伤害的一面。《吕氏春秋》里说："圣人于声色滋味也，利于性则取之，害于性则舍之，此全性之道"，就是这个意思。那么"毕数之务"又是什么呢？我们还是先来看看杂家对生命的基本看法吧。

先秦杂家认为，人基本都能活到百岁，这一百岁是人生命的自然寿限。可是很多人都活不到这个岁数，什么原因造成的呢？那是因为很多人在生命过程中受到了种种危害和干扰，影响了人最终享受自己的天年。如果能找出干扰健康寿命的原因，并采取措施排除这些危害和干扰，那么人就能长寿，活到自然的寿限。这就是"毕其数"，达到人命的天数。《吕氏春秋·尽数》里说："天生阴阳，寒暑燥湿，四时之化，万物之变，莫不为利，莫不为害。圣人察阴阳之宜，辨万物之利，以便生，故精神安乎形，而年寿得长焉。"可见人生在自然环境里，会碰到各种有利或有害的情况，这时候就该"辨万物之利，以便生"，明辨哪些是有利的，哪些是有害的，以对生有利。还说："长也者，非短而续之也，毕其数也。毕数之务，在乎去害。"长寿的人，是他们活到自己的天年。要想能活够自己的天年，那就得去除危害寿命的因素。

《吕氏春秋》鲜明地提出人有自然寿限的观点，然后探讨如何达到自然寿限的可能性，这是非常有见地的观点。关于人的自然寿限，现在还在继续讨论这个问题，并且有各种各样的理论推测人类可能的寿命极限。根据各种理论推断，人的生命年限在 110～150 岁，有的还认为人最长能活到 170 岁，甚至预测人将来能活到 200 岁。这样说来，不管是古人的经验，还是现代科学的预测，人的自然寿命至少在 100 岁以上，那么我们大多数人的确都没有活到自己的寿命极限。

基于这样的认识，杂家提出了"去害"，远离那些会损害健康和寿命的各种因素。"去害"的具体措施，就是养生的方法了。

在《吕氏春秋》里，杂家派总结除了损害身体、让人丧生的"三患"：一是好逸恶劳，"出则以车，入则以辇，务以自佚，命之曰招蹶之机。"有些人出家门就坐车，进家门也不走路，还要坐轿子，这样的人整体四肢不勤、五谷不分，过着衣来伸手，饭来张口的生活，时间长了，就会让生命枯竭、不得长寿。

二是贪吃酒肉，不加节制。"肥肉厚酒，务以自强，命之曰烂肠之食"。就是说，大块吃肉，大口喝酒，看着很痛快，可如果整天这样大吃大喝，醉生梦死，那这些美食、美酒就成了穿肠毒药，很可能要人性命的。

三是奢侈腐化，生活糜烂。一些人有权有势时，会依仗手中的权势过奢侈腐化的生活，要么鱼肉乡里、作威作福，要么花天酒地、纵欲放荡，这样的生活方式也是让人丧生的"祸患"，对人的健康，绝对是有害的。像这"三患"绝对是要"去"，要杜绝的。

除了人生"三患"，还有其他妨害生命健康和长寿的"三害"，包括"五味太过，五者充形则生害，此其一，乃饮食为害；七情太胜，过胜则伤神，乃情志为害，此其二；六淫太过，太过则伤精，乃六淫为害，此其三。知其三害而避之，使之无过，自然神安而形壮，年寿得长"。如果说《吕氏春秋》里列举的"三患"是生活中较为极端的情况，大多数普通人不一定能过上那样的生活。那么，这"三害"却是一般人都可能碰到的情况。

杂家学派对人生的看法比较现实，相对折中，对人的养生要求也不像道家那么超脱、儒家那么高尚。他们认为人的欲望与生俱来，是不能完全抛弃和压抑的，这也就是"三害"可能出现的基础了。《吕氏春秋》里指出，人对于"声色滋味"都有欲望，适当的满足就有利，追求太过则变成大害，所以要"利于性则取之，害于性则舍之""耳目鼻口，不得擅行，必有所制"。杂家流派对养生的看法就是对欲望要加以节制，但不是完全的压抑、抛弃。

说到欲望，古代很多思想流派都认为人的欲望是天生的，儒家典籍《礼记·礼运》中就说人有"六欲"。关于这个"六欲"，东汉思想家高诱做了注释，说："六欲，生、死、耳、目、口、鼻也。"怎么讲呢？就是人渴望生存，害怕死亡，想活得有滋有味、有声有色，于是嘴巴要吃，舌头要尝，眼睛要看，耳朵要听，鼻子要闻。"六欲"其实就是人天生的生理需求和欲望。不过，除了这些生理方面的欲求外，人还有心理方面的欲求。明朝朱载育写过一首《十不足》的诗，诗里说："终日奔忙只为饥，才得有食又思衣。置下绫罗身上穿，抬头又嫌房屋低。盖下高楼并大厦，床前却少美貌妻。娇妻美妾都娶下，又虑出门没马骑。将钱买下高头马，马前马后少跟随。家人招下数十个，有钱没势被人欺。"这段话的意思说，人吃饱穿暖了，就想着住进高楼大厦，成家立业。成家立业了，生活富足了，又嫌没有权势，得不到别人的尊重。很多人孜孜以求各种地位，当了小官想当大官，当了大官还想当皇帝。就算成了皇帝，欲望还是没有满足，还想当成仙。如果不是死亡当头，可能人成了仙，还是不会满足的，就像诗人最后说的"若非此人大限到，上到天上还嫌低"。

人有欲望，是为了生存，可凡事都得有个度，"欲"也不例外。"欲"超过了度，就会变成生命的负担。如果人生的欲望控制了我们，把人变成了各种欲望的奴隶，那人就会活得很累、很苦、很烦恼。太多的人在欲望中迷失了自我，做出损害健康和寿命的事，等到失去了健康，那可是后悔也来不及了。所以《吕氏春秋》里讲"故凡养生，莫若知本，知本则疾无由至矣"。这段话的意思是，养生，就要知根本，知道欲望是天生的，但也要加以节制。

从另一个方面考虑，人的欲望也有好坏的不同、正邪的区别。积极向上的探索欲望、求知欲望，还有成才、奋斗和奉献的欲望，这些都能给人带来奋进的动力，让人不断进步、不断提升人格。可是，对权利、金钱、美色的欲望，占有和毁灭的欲望，这些就都是消极的欲望追求了，这种欲望会给人带来道德的沦丧、人格的堕落，让人走向自我毁灭的道路。面对这些不同的欲望，我们也要"择其善者而从之"，不善的就赶紧抛弃或避开，不要让它妨害我们的健康长寿。

认识和掌握自然规律，发挥人的能动作用，趋利避害，活到人的天年，这就是杂家流派的养生原则。这个原则到现在，也还是非常有用的。

动形达郁，养生防病

养生，要趋利避害，《吕氏春秋》对这个观点有很详细的论述，使我们对传统养生理念有了一个更深入的认识。不过，"避害"在一定程度上是只求自保的一种比较消极的做法，如果要提高身体素质、提高生命和生活的质量，那还得有更主动的养生观念才行。对于主动养生，杂家学派提出了相应的观点，那就是"动形达郁"，养生防病。

在《吕氏春秋·达郁》里有这样几句话："凡人三百六十节、九窍、五脏、六腑、肌肤，欲其比也；血脉，欲其通也；筋骨，欲其固也；心智，欲其和也；精气，欲其行也。若此，则病无所居，而恶无由生矣。病之留、恶之生也，精气郁也。"就是说，杂家学派认为，人体的关节、五脏六腑等都要和顺，要血脉畅通、筋骨坚固、神智清明，这样，人才不会得病。也就是说，人在健康状态下，精气是畅通的，周身循环没有什么阻碍。可是如果人的精气循环不通畅了，那么就会出现病痛，身体就有问题了。

中医学上常说一句话，叫"痛则不通，通则不痛"，是说人如果哪里有病痛，很可能是经脉不通畅的缘故。同样，如果人的经脉血气都是畅通的，那么就不会出现病痛。中医学的这个说法跟《吕氏春秋·达郁》里提到的看法完全一致，可见这是经过了实践检验的真理。

要说到通畅跟健康的关系，现代科学也有类似观点。人体各个部分需要的氧气和废气要靠血液循环来进行交换，一些养分也会随血液传送。如果人的血液循环减慢、减缓，就会影响到人体的健康。英国科学家曾做过一项跟踪调查，发现长久坐在办公室里工作，又缺乏运动的人，他们的心脏病发病率要比一般人高很多，而且很多人也容易出现四肢麻木的感觉，这都是因为血液循环太慢、氧气和养分不能充分传输到肢体末端造成的。所以，身体循环及各个器官的运行是否通畅顺利，都跟我们的健康密切相关。

知道了全身精、气、血脉通畅才不会生病后，要怎么养生才能更健康呢？《吕氏春秋·达郁》篇里解释说："流水不腐，户枢不蝼，动也。形气亦然，形不动则精不流，精不流则气郁。"人们很容易发现一种自然现象，那就是流动的水不会变腐，经常开关的门不容易被虫蛀。这里说的门是古代常用的木门，同样的，我们现在常使用的铁门也不容易生锈。这些自然现象引起古人的思考，他们联想到人的健康，发现经常运动的人会更健康。为什么呢？经常运动身体，就会促进气血运行，气血运行不衰，人也就健康了。相反，如果气血不流畅，就会积郁成疾了。

运动有利于健康，古代很多养生家都发现了这个道理，并且进行了有益的实践。传说东汉末期的名医华佗，就有感于"流水不腐，户枢不蠹"的现象，创立了五禽戏，并把这套健身运动传给了弟子吴普。吴普天天练习，到了老年也耳不聋、眼不花，非常健康，一直活了百岁多。还有八段锦练功法，相传是岳飞创制的，教给士兵们增强体魄。这八段锦一直流传到现在。还有太极拳，也都是深受欢迎的强身健体的运动。

"动则不衰"，经常运动有利健康，现代已经证明是正确的养生方法。为什么运动有利健康呢？研究发现，人在运动时，血液流动会加快，这能锻炼人的心脏，还能强化人体各种机能，促进新陈代谢。具体来说，运动能提高神经系统的功能。老年人记忆力衰减，听力和视力减弱，睡眠不佳，都跟大脑神经有关。如果人能坚持运动，就能提高大脑的抑制和调节机能，防止神经系统的老化和发生病变。运动还能提高肺功能，让人保持一定的肺活量，延缓肺和胸腔的老化；运动还可提高老年人的胃肠功能。

很多事例也证明运动对健康有利。英国前首相、著名的政治家丘吉尔一生繁忙，生活紧张，但他活了 91 岁，这完全得益于他对运动的热爱。丘吉尔会骑马、打棒球，还经常游泳，不管工作、生活多么忙碌，他都要抽出时间做一做运动。唐代名医孙思邈活了 101 岁，他的养生之道也是"人欲劳于形，百病不能成"，就是多运动，让身体"劳"起来。

现在，我们的生活水平大大提高，生活方便程度也非常高，人们出门有车，做家务有洗衣机、吸尘器等等家用电器，需要出力的活儿越来越少，人经常运动的情况也减少了。因为缺乏有效的运动，现代人新陈代谢变缓，脂肪大量堆积，很多人年纪轻轻就大腹便便，各种跟肥胖有关的疾病越来越多。现在常见的一些老年病，像心脑血管疾病、骨关节疾病和骨质疏松症等，都跟运动太少有关，就是老年痴呆症也跟运动太少、大脑供血不足有关。所以，《吕氏春秋》里提出的"动形达郁"的养生防病观是非常有借鉴意义的。

毋嗜外物，节制嗜欲

现代人生活节奏快，面对的诱惑多，容易迷失，容易浮躁。《淮南子》说："嗜欲连于物，聪明诱于外，而性命失其得。"如果说普通人容易陷入纯物质的外物诱惑，像佳肴美酒、华服名车等，那么聪明人更容易被名利、财富这些身外之物诱惑。而过于追求名利和财富的人，就容易失去初心，变得贪婪、虚伪。这些负面情绪最容易耗费人的正气，损害健康。

有个中年人经常失眠，头发大把脱落，来找我看病调理。他正处在事业高峰期，是什么原因让他失眠呢？原来，失眠前段时间他碰到一个强劲对手，由于太看重在公司的地位和权力，害怕被人抢了位子，每天想着如何搞垮对方，致使自己整天处于应激状态。这种对权力的过分着迷，让他丧失了最基本的判断力和内心的平和。手下员工稍微出点差错，他就大发雷霆，神经分分，感觉崩溃。我提醒他："你的身体问题都是压力太大导致的。跟贪吃贪饮的人一样，人一旦陷入名利和财富的过度欲望中，就会耗费精神去追求这些外物，就会损耗生命，缩短寿命。人到中年，养生的根本还在于养心，身体要保持健康，最重要的就是保持心态平和。"这时，他才发现自己的内心完全被名利牵制了，以致迷失了本心，忘了生活该有的模样。

欲望来源于内心。当我们欲望过甚，把精神和注意力投放到外物上，沉迷于外物的时候，我们就无法"精神内守"，又怎么会不得病呢？

《素问·上古天真论》说："恬惔虚无，真气从之。精神内守，病安从来？"收回外放的心神，守住自我，守住清虚境界，病又如何能来？

养心之本，贵返虚静。养心是养生最重要的一环，放下名利心、争执心，心定神闲，不受外物诱惑，让心回归空灵状态，守住内心，才是养心之本。这就是"毋嗜外物"要表达的道理，也是杂家学派中，非常值得我们关注的养生观点。所谓嗜，就是喜好的程度达到了沉迷的地步。"毋嗜外物"，就是说人要健康长寿，就不能太沉迷于外物，受外物的影响。一些不良嗜好，一旦沉迷就很容易走入歧途，网瘾、毒瘾、赌瘾就是这样，不但破坏了身体机能，还可能走上犯罪道路。比如手机能上网，这个科技进步能给我们生活和工作提供很多便利，但是你一旦过分依赖，时刻都要刷手机浏览各种信息，一看手机就像着了魂，那么就成瘾了，颈椎、腰椎病、视力等相关病症就会随之而来，记忆力也会减退。有的人很重视养生，非常依赖看手机各种"养生资讯"，不但没把身体搞好，却由于经常低头看手机没有适量运动闹出了颈椎病，还可能被这些所谓的"养生资讯"误导了。

《吕氏春秋》里说："人之性寿，物者抇之，故不得寿。物也者，所以养性也，非所以性养也。"意思是人原本可以长寿，但因为外物使人迷乱，才不得长寿。一切外物，应该用来养性，不能反过来以性命来养外物。也就是说，人与外物的关系应该是人为主，物为用，人要使用、控制外物，而不是人被外物牵制束缚。

细细想来，被外物牵制、束缚，甚至捆绑的何其之多。就拿饮食来说，有多少人不满足于粗茶淡饭，不注重营养均衡，而要沉迷美味，猎奇各种珍稀美食，甚至千奇百怪的食物来满足自己的味蕾。鱼翅、蛇羹、蛙粥、竹鼠、穿山甲，甚至蝙蝠，人一旦走上刻意搜罗各种奇珍美味满足自己的时候，就已经被外物牵制扰乱了。还有的人贪杯，喜欢美酒，遇到酒就无法控制，狂饮滥喝，以至酒精成瘾，被酒束缚。嗜欲是健康的大敌，嗜欲的人放纵其心而不约束，被嗜欲牵制，失去了健康生活的意识，也失去了保养生命的机会，最终让寿命大打折扣，得不偿失。

我们想要养生，要拥有好的身体，就要学会有节制的生活。人世间，有佳肴美酒、权势、财、色等等各种各样的东西，都在以各种形式诱惑着我们的心神，我们要懂得去辨别、去节制，才会恰到好处。居室可避风雨，衣服车马暖身代步，饮食健康充足，娱乐能放松精神就好，真的不必追求太过，反被外物束缚。

毋嗜外物，节制嗜欲，这是从人对外物的态度，让人要通过节制保护心神不受外干扰达到养生。本章前面说到的"趋利避害""动行达郁"这两个养生观念是从自我行动的角度，让人学会保护自己不受外邪的伤害，保持全身气血畅通维护健康。要健康长寿，我们要内外双修，既要适当取舍、锻炼身体防御外邪，又要控制欲望、守住内心。

杂家兼容并蓄的态度，综合了很多流派的养生观念，形成了较为完整、全面的养生观。《吕氏春秋》指出："全生为上。"认为保全生命是最重要的。这就诠释了"趋利避害""动形达郁""毋嗜外物"的目的，以及生命的宝贵，不仅让全养生理论更为充实和丰满，而且具体解读了全养生的真正意义。

从原始的养生典籍里吸取营养，融合道家、儒家、佛家和杂家的养生精华。包容各种流派，古今乃至中外的养生智慧，继承弘扬传统养生文化，结合现代科学技术，为人类的健康长寿助力。

第四篇

全方位

　　全养生的全，还要涵盖日常生活的全方位，衣食住行，吃喝拉撒睡，从点点滴滴重视养生，并将这个理念贯穿到日常生活的方方面面中，才能成为有用的、实用的养生知识。

　　当然，养生既不是挂在嘴边的豪言壮语，也不是高不可攀的难事。中医养生其实就是我们的日常生活而已，只要做到"众术合修"，努力将各种各样的养生方法渗透到日常生活的各个方面，养成良好的生活习惯，就能有所收获，受益终身。

　　为此，我提出了"在生活中养生，在养生中生活"的理念。健康需要管理，生命需要经营，这才是养生的真谛。

第十章

养生要全，在生活中养生

很多人觉得养生是一件需要特别对待的事，像经常体检，做健康检查，或者特意吃补品，安排健身运动，这些都是耗时费钱的事，所以有些人就觉得养生不是普通人能经常做的。我们小区里一些老人聚在一起聊天，就有人说："养生，是有钱人才干的事，我们没钱、没有时间来养生。"

这种想法从根本上就是不对的，健康长寿可并不是有钱人拿钱能买来的，养生也并不一定非要有钱、有时间。只要认识到养生的重要性，将养生融入我们日常的生活中去，就能实现健康，以及达到长寿之目的。

健康不会从天而降

中医学认为人的寿命是由人的"精气"决定的，当一个人体内的"精气"耗尽的时候，人就会丧命。"精气"分为先天之精和后天之精，先天之精能决定我们的基本健康素质，但后天之精不容忽视，它很大程度上决定着人一生的健康，尤其老年健康。

先天之精是从父母那里继承来的，后天之精却是通过人在后天生长的环境中自身获得的。因此，道家才有一句"生命在我不在天"的话，也就是说，人的健康不会从天而降，需要我们后天不断努力地维护和加强。

古人的这个观点也得到西医学的认同，世界卫生组织（WHO）指出：人的健康有 60% 取决于个人的生活方式和行为，其他因素如气候条件、医疗条件、社会条件和遗传因素等等总共占 40%。因此，健康的金钥匙是掌握在每一个人自己手中的，如果我们放弃养生的想法，放任自己的生活，那么健康就会离我们而去。

下面，我们就先来了解一下怎样才算健康的生活和健康的身体，为养生做些准备。

※ 健康是一个不断发展的概念

与其他科学发展一样，人们对健康的认识，也经过了一个漫长的过程，在不同的时期，健康有不同的含义。

中国传统医学一直提倡"天人合一"的理论，认为"人身小宇宙，宇宙大人身"，人自身就是一个小宇宙，而宇宙就像一个完整的人一样。一个人的生命、健康和疾病都有自身的运作规律，也和周围的环境密切关联。人体的健康离不开天，不能逆天而行，只有符合"天人合一"的规律，才能算得上是健康。符合这个健康含义的，就是《黄帝内经》里所说的健康了。

《素问·上古天真论》提出，真正的健康要符合三个条件。第一，"合天时"，也就是"处天地之和，从八风之理""法于阴阳，和于术数"，要跟天地变化相统一，精通自然变化的道理；第二，"合人事"，原文说"适嗜欲于世俗之间，无恚嗔之心，行不欲离于世，被服章，举不欲观于俗，外不劳形于事，内无思想之患，以恬愉为务，以自得为功"，就是说要生活在世俗之中，不跟世俗违背，不恼怒生气，不为各种事务劳累，心里没有什么忧患，生活轻松开心；第三，能"养肾惜精"，做到"恬惔虚无，真气从之，精神内守……志闲而少欲，心安而不惧，形劳而不倦"。概括来说，《黄帝内经》提到的这个"健康标准"是要求人必须在天时、人事和精神方面都保持适当的、有层次的协调，根本不同于我们往常所理解的没有病就是健康，我们所认为的健康人，用这个标准来衡量的话，充其量也就是个"常人"、一般人而已。

《三元延寿参赞书·欲不可绝》云："一阴一阳之谓道，偏阴偏阳之谓疾。"也就是说，人体如果阴阳平衡，那么就合乎天道，是健康状态，如果不平衡，"偏阴或偏阳"，就是有"疾病"了，不算健康的状态。根据这种阴阳学说，中医学就把人的身体状况可分为三类：健康的，未病的，已病的。已病状态是明显表现出疾病状态，从阴阳平衡上来说就是阴阳完全失衡，"偏阴偏阳"了；

未病的人没有明显的生病状态，但这时会有一点健康隐患，人体的阴阳没有达到完全平衡，但也没有到失衡的地步；健康的状态就是身体阴阳平衡，没有任何病痛，也没有健康隐患。

以这种健康概念为基础，后世的医学家们不断观察、研究，不断概括、总结人的各种状态，逐渐形成了中医学的健康标准，总共包括十条。

第一，双目有神：中医学认为，神藏于心，外候在目。也就是说，人的眼睛不仅能够反映心脏的功能，还和五脏六腑有着密切的关联。《灵枢·大惑论》曰："五脏六腑之精气皆上注于目。"如果人体内的精气充足，那么汇聚脏腑精气的眼睛就会很有神采。

第二，面色红润：根据中医学理论，面色是人体气血的外在反映，如果人的脏腑功能良好，那么面色就会红润有光泽，要是气血虚亏，那么面容就显得黯淡无光。

第三，声音洪亮：人的声音要靠肺里呼出的气发声，而肺气足的话，人的声音就会洪亮有力，所以声音能反映肺功能的好坏，也能反映是不是气足。

第四，呼吸匀畅：中医学认为，人的呼吸跟五脏关系密切，有"呼出心与肺，吸入肝与肾"的说法。如果人的呼吸匀畅，不急不缓，从容不迫，那么就说明人的脏腑功能良好。

第五，牙齿坚固：中医学认为"齿为骨之余"，牙齿是骨头的延续，而"肾主骨"，所以牙齿的好坏能反映肾气和肾精是不是充足。在中医学里，肾气和肾精关系着人的健康命脉，是非常重要的，所以牙齿坚固就成了健康的一个标准。

第六，头发润泽：中医典籍里说"发为血之余"，又说"肾者……其华在发"。意思是一个人的头发情况，会反映肝脏藏血功能和肾精盛衰的情况。一头乌黑亮丽的头发，当然就是身体健康的标志了。

第七，腰腿灵活：腰腿是不是灵活，能反映肾的情况，肾虚的人腰部会乏软无力，行动也就没有那么灵活、敏捷了，另外，腿脚灵活、步伐从容也是筋肉经络和四肢关节强健的一个标志。

第八，体形适宜：中医学认为，人过胖或者过瘦，都是病态的反映。胖人多气虚，多痰湿；瘦人多阴虚，多火旺，这些都不是真正的健康。因此那些体形适宜的人才是健康的。

第九，记忆力好：记忆力好坏跟人的大脑有关。中医学认为，脑是元神之府，为髓之海。大脑的状况就能反映肾精和肾气是否强盛。我们知道，人年龄越大，大脑的功能就越衰退，如果一个人健康状况不好，那么记忆力、理解力和思考力都会受影响。所以，大脑功能是不是良好，要看健康状况。因此，它也就成了健康的一个标准。

第十，情绪稳定：中医学向来重视人的情志对健康的影响，各种情绪都跟五脏相对应，如果情绪过于激动的话，就可能导致疾病。同样，如果某个脏腑出现了问题，人的情绪和精神状态也会发生变化。所以，情绪是否稳定，也能反映出一个人的健康状态。

与中医学列举的健康标准相类似，世界卫生组织（WHO）提出了七条健康要求，分别是：有充沛的精力，能担负繁重的工作而不感到过分紧张和疲劳；睡眠好，躺在床上后能很快进入熟睡状态；眼睛明亮，反应敏锐，眼睑不易发炎；体重适中，身体匀称，站立时头、肩、臂位置协调；头发有光泽，无头屑，身体肌肉丰满，富有弹性；能够抵抗一般性感冒和传染病；应变能力强，能适应外界环境的各种变化。

随着科学的发展和时代的变迁，健康已不能只定义为四肢健全、没有疾病、身体强壮了。因为人在身体健康之外，还要有良好的精神状态才行。事实表明，人的精神、心理状态和行为会对自己和他人甚至对社会都产生影响，所以，更深层次的健康观还应该包括人的心理、行为和社会道德规范等因素。一个心灵扭曲、心理不健全的人，一个没有良好的道德观念，不遵循社会正常规范的人，都不能称为一个健康人。世界卫生组织对健康所下的定义就是：健康乃是一种在身体上、精神上的完满状态，以及良好的适应力，而不仅仅是没有疾病和衰弱的状态。也就是说，现代所谓的大健康概念，应该包括生理健康、心理健康、社会健康、道德健康以及环境健康等丰富深蕴的内涵。

※ 健康老人长寿的征象

一个人能不能长寿，从儿童到青年，甚至到中年时期都很难看出来，可是到了老年阶段，人这一生的生活情况就会在身体上反映出来了。

我一个同事退休了，专门回老家去看望多年不见的亲戚，回来后他感慨万千，说跟自己小时候一起玩、一起成长的很多兄弟朋友，看着比他还老，有几个弯腰驼背，还得了慢性病。我们看他拿回来的照片，发现一群老头里，就我这位同事还神采奕奕，其他的人的确看着就像老头了。这位同事说老家的人很辛苦，也不知道保养，结果大多数人都因年轻时候劳累过度，没能恢复精力，上了年纪，立刻就显出老相了。我的这个同事往常工作也很紧张、劳累，但他非常注意健康问题，经常细心保养，到了老年，效果就显现了出来。

说实在的，人这一生过的是怎样的生活，是辛苦劳作了一辈子，还是养尊处优一辈子，日子过得是平淡安稳，还是随心所欲、放纵沉迷，到了老年，它都会体现在身体方面，呈现在人们的眼前。所以，要判断一个人能不能长寿，就得看老年时期的身体状况了。

对于老年人的健康标准，世界各国的标准都不同，比如日本学者给出了一个"四快"标准：一是吃得快，这表明食欲很好，身体内的新陈代谢正常；二是睡得快，这表明神经系统正常，人容易入睡；三是便得快，大小便正常，表明消化系统、泌尿系统都很健康；四是说得快，表明大脑状态良好，思维敏捷，能迅速、准确理解和回答问题。

从中医学角度来说，一个老人是不是健康的，能不能长寿，有个简单的评判标准，就是：眼有神、声息和、前门松、后门紧、形不丰、牙齿坚、腰腿灵、脉形小。具体来说，就是老年人如果眼睛有神，声音洪亮，呼吸平和，还有吃饭不挑食，什么都能吃，不会出现大小便没法控制的状态以及体型适中，不胖，牙齿坚固，腰腿强健灵活，脉搏跳动次数在正常范围内，脉不沉也不浮，那么就是健康的。如果老年人符合这8个方面，那表明他是一个健康的老人。

在这些标准的基础上，中华医学会老年医学分会对我国健康老人提出了10条标准，分别是：①躯体没有显著畸形，没有明显驼背等不良体型。②神经系统基本正常，没有偏瘫和老年性痴呆及其他神经系统疾病。③心脏基本正常，没有高血压、冠心病（无明显心绞痛、冠状动脉供血不足、陈旧性心肌梗死）及其他器质性心脏病。④肺脏没有明显肺功能不全及慢性疾病。⑤没有肝硬化、肾脏病及恶性肿瘤。⑥有一定的视听能力。⑦没有精神障碍，人格健全，情绪稳定。⑧能恰当地对待家庭和社会人际关系，没有偏激、过激行为。能适应生活环境，具有一定的社会交往能力。⑩具有一定的学习、记忆能力，大脑状态良好。

这10条标准提得相当全面，涵盖了身体健康、心理健康和道德健康等多方面的内容，也符合世界卫生组织提出的健康标准。依据这些标准，老年人可以衡量一下自己的健康状况，如果哪里有不相符合的地方，可就要认真对待，好好调养，以达到健康标准。

通向长寿必由之路

不管是中国还是外国，古代还是现代，永葆青春一直是人类的一个梦想。从最早的不老神话到现在对衰老的科学研究，人类一直没有停止对延缓衰老、延长生命的探索和追求。随着人类社会的发展，人们逐渐理性而科学地看待衰老，明白这世上并没有长生不老的灵丹妙药，但是却有延年益寿的好方法。我们的祖先在延年益寿方面，积累了相当丰富的经验。

结合这些传统经验，以及现代科学研究，我总结了实现健康长寿的两个基本方面：一个是延缓衰老，让衰老来得更慢一点；另一个是预防疾病，避免疾病对身体的伤害。

※ 延缓衰老

为什么要长寿，就得延缓衰老呢？

用一个简单的比喻来说明，人这一生就像走在一条通往一个目的地的路上，你必须走过各个阶段，比如童年阶段、青年阶段、中年阶段，最后是老年阶段。有些人在每个阶段走得比较慢，特备是中年时期，就走得更慢，那么他们就会晚一点走到终点。相反，那些在各个阶段都走得很快的人，当然就先走到终点了。

因此，要长寿就要延缓衰老，那么，怎样才能延缓衰老呢？

古代的养生大家，凭观察、凭实践总结出了很多经验，现代研究衰老的科学家们，也从不同角度研究衰老的原因，并对衰老有了比较完整的认识，提供的抗衰老方法也比较多，下面介绍几种我们日常生活里很容易应用的抗衰老方法。

首先，营养抗衰老：人活着，就得吃喝拉撒，就得靠食物提供营养、维持生命。人和食物的关系非常密切，没有食物就没有了生命。没有哪个经常挨饿、缺乏营养的人会健康长寿。这都是我们的基本常识。我们知道，不同的食物会提供给人不同的营养成分，比如肉，猪、牛、羊等家畜的肉，可以提供人体需要的动物脂肪和蛋白质；蔬菜、水果等，可以提供给人体需要的维生素、植物纤维素；豆类可以提供植物脂肪和一些天然激素；牛奶、虾皮可以提供钙元素等等。正是这些不同的营养元素，决定了一个人的健康状况。那么，这些食物怎样搭配吃得最合理呢？

经过营养学家和养生专家多年的研究，他们总结出了一些抗衰老的饮食规则，大家可在日常中尽量遵守这些规则，以调节自己的健康状态。

吃饭时，多吃糙米，少吃精制米。面粉也一样，多吃普通面粉，少吃精制面粉。因为米和面经过精加工后，会损失很多天然的营养成分，容易引起一些疾病。

吃饭时要少喝饮料，以免稀释胃液、妨碍消化。可在饭前或饭后半小时喝饮料。

多喝绿茶、红茶、也可喝点菊花茶等饮料，少喝咖啡。

日常炒菜、调味时多用纯植物油，少放食盐和味精。

适当补充蛋白质，可多喝豆浆，少喝牛奶和一些乳制品。牛奶和乳制品的脂肪含量较高，热量比较大，喝太多不利于心血管。老年人要适当吃点肉，补充一些微量元素。

多吃蔬菜和水果，补充身体所需的维生素和微量元素。

此外，有些食物不能混吃，以免食物之间不良的化学反应危害健康。像豆类跟鸡蛋或酸奶不要一起吃，柠檬跟西红柿、醋不要一起吃。

经过多年研究，营养学家们还发现了很多具有延年益寿功效的食物，下面就给大家介绍一些防衰功效较强的食物。

花生：又被称为"长寿果"，含有蛋白质，维生素 A、E 等，还有矿物质钙、锌、铁等。它们能促进人的脑细胞发育，增强记忆力。花生里的儿茶素及赖氨酸等，还能起到抗老化的作用。花生里的辅酶Q10营养心肌，降低患心脏病的风险。

玉米：富含各种营养元素，有丰富的不饱和脂肪酸，还有亚油酸，超氧化物歧化酶、维生素E。玉米所含的营养元素能降低血液胆固醇的浓度，清除胆固醇在血管壁的沉积，所以对冠心病、动脉粥样硬化和高脂血症都有预防和治疗的作用。其中的超氧化物歧化酶及维生素E和谷胱甘肽有抗氧化作用，能延缓衰老。

芝麻：自古就被叫作"仙家食品"，特别是黑芝麻，有补益作用，是公认的延年益寿之品。芝麻所含的营养要素有"四高"：高铁、高钙、高蛋白质和高亚酸油。芝麻制成的各种食品里还含有丰富的不饱和脂肪酸，其中亚油酸高达50%，对软化血管非常有益。常吃芝麻，可降低人体内的"坏胆固醇"，有效预防冠心病、心血管疾病等老年病。

无花果：含有丰富的氨基酸，特别是天门冬氨酸含量最高，对恢复体力，消除疲劳有很好的作用；无花果含有多糖，对抗衰老有一定作用；无花果含有多种维生素，特别是含有较多的胡萝卜素，能提高人体免疫力。

黑松露：其成长是一种传奇，这种自然界的瑰宝扎根于人迹罕至、林木茂盛的原始森林，凝聚自然精华，孕育而生。松露与灵芝并称为"免疫之王"，松露含有丰富的蛋白质、氨基酸、微量元素、雄性酮、多糖等，有极高的营养价值，有提高免疫力，抗衰老，抗疲劳的珍稀食材。

金线莲：清热凉血，除湿解毒，止咳。入肾、心、肺三经，能全面提高人体免疫力，增强人体对疾病的抵抗力。主治肺热咳嗽、支气管炎等。含多糖、甾体，多种氨基酸，微量元素等，具有营养、抗衰老、调节人体机体免疫的作用。

天然泉水：很多天然泉水富含微量元素，有助于延缓衰老，美容养颜。比如位于世界长寿之乡博罗公庄的鹿啄泉天然矿泉水，为高品质且更珍贵的偏硅酸型矿泉水，被誉之为营养之水、健康之水、生命之水，同时也被誉为"世界长寿水源地"。又如巴马百年天然泉水里就富含锶元素，能促进钙的吸收，具有调节血压、保护心脏的功效。

黑色食物："逢黑必补"，黑入肾，肾为先天之本，肾气盛衰直接与寿命长短相关。随着年龄增长，人体内的自由基会增加，而自由基是导致衰老和引起百病元凶，黑色食物中含有丰富的花青素，花青素可以清除自由基，达到抗衰防病之目的。可以多吃黑木耳、黑大豆、黑米、紫米等，颜色越深越好。

俗话说"水为万物之源，土为万物之母"，不同土地上生长的作物会有不同的化学成分，一些地方生产的食物就具有特殊的抗衰老功效。像广东省的蕉岭县，那里的水和土富含硒等微量元素，出产的农产品里含有大量的硒。硒是人体所需的微量元素之一，经常食用富含硒的食物，可提高免疫力，起到保健防病、延缓衰老的作用。

其次，药物抗衰老：在汉代成书的《神农本草经》里就记载了120种中草药，具有健身延年、补五脏，抗衰老的作用，后来的《本草纲目》记载的具有延缓衰老的药物有177种。医学研究证实，有较好抗衰老效果的药物有23种之多。下面介绍几种较为常见的抗衰老中草药，供大家参考。

人参：大补元气。现代研究发现人参可以延长细胞的寿命，能改善大脑的功能，增强免疫力、提高抗病能力，还能保护心肌不受损害，还有抗癌功效。人参还有抗辐射功能，能够促进红、白细胞的生长。它还能改善性功能、降血糖、降胆固醇，提高机体适应环境的能力。身体虚弱的人服用人参可促进食欲，消除疲劳。

灵芝：古代把灵芝称之为"仙草"，它具有养心安神、补血益气的功效，能够健脑强身、延年益寿。现代研究证实：灵芝能增强冠脉血流量、减少心肌耗氧量从而保护心脏。它还能保肝解毒，促进肝细胞再生。灵芝被誉之为"免疫之王"，有提高免疫力作用。

黄芪：补益五脏，可熬成膏食用。实验研究表明，黄芪可促进细胞生长，并能延长细胞的生命。黄芪还能改善心、肾和脑部血液循环，增强肝糖原，还有护肝、抗菌的作用。

茯苓：健脾安神。补而不峻、利而不猛，既可扶正，又可祛邪。现代研究证实：茯苓能提高免疫力、有护肝功能，能使受损的肝细胞再生。把白茯苓研成细末，每次用15～20g熬粥吃，可以医治老人浮肿、肥胖和精力不足，还可防癌。

淮山与薏苡仁：这两种都是补益脾肺的药，含有丰富的氨基酸和微量元素，能增强免疫力，提高抗病能力。特别是淮山，既健脾，又补肾，是常用的药食两用之品。

枸杞子：属滋补中药，具有补肾健脾、延年益寿的功效。现代研究表明，枸杞子含有胡萝卜素、多种维生素，以及钙、铁、磷等微量元素，对人体健康很有补益。枸杞子可以益精明目，能够防治夜盲、视力减退。它强大的造血功能，能让服用者短期内白细胞增多、血糖降低。

化橘红：是一种名贵中药材，具有理气宽中、燥湿化痰作用，用于咳嗽痰多，食积伤酒等证。素有"南方人参""一片值千金"的美誉。根据现代研究，化橘红是目前含黄酮较多的植物，具有抗氧化、抗衰老、降血脂、护肝、排毒等功效。化橘红还能改善微循环，加速体内废物的清除和排泄。

红景天：有补气活血，通脉平喘作用。具有较强的抗氧化作用，现在被广泛应用于老年性心衰、抗疲劳、提高体力和脑力劳动功能，以及糖尿病和贫血等症的治疗。

桑葚：历来本草将桑葚列为滋补、黑发明目的抗衰老药材。桑葚里富含维生素C、胡萝卜素和硒、黄酮，能改善免疫机能、延缓衰老。实验证实：桑葚汁能显著提高大鼠红细胞和肝脏中的SOD活性，有效清除氧自由基，抗脂质过氧化，起到延缓衰老的作用。

三七：具有显著的抗凝作用，能抑制血小板聚集，促进纤溶，降低全身血黏度。它还能扩张冠状动脉，增加冠脉血流量，降低心肌耗氧量，提高耐缺氧能力。三七还有抗心律失常、抗炎、镇痛和镇静的作用，对免疫力也有调节作用，能提高机体对外界不良刺激的适应力。

花粉：花粉中含酶类和非酶类自由基清除剂，可防治脂质氧化，有效清除自由基，所以对对抗自由基的侵害、延缓衰老具有很好的作用。

蜂王浆：蜂王浆的抗衰老作用主要体现在免疫系统方面，它可以调整内分泌，稳定免疫系统，还能清除人体内的有害物质、保护免疫系统，为免疫系统提供维生素、矿物质及其他特殊养分。蜂王浆还具有良好的催眠作用，这也有利于人体免疫力的增强。

除了中草药，现在比较常见的抗衰老药物还有维生素E、花青素等。

第三，进行健康有益的活动："全养生"理念告诉我们，身体健康加上精神健康才能真正让一个人缓慢衰老，青春长葆。所以，在利用食物和药物延缓衰老的同时，要进行有益的活动，促进精神健康。下面就介绍一些有益的日常活动，供大家选择，以达到良好的心态和精神状态。

*欣赏音乐：*日常闲暇可选择一些有益健康的音乐，调节情绪。音乐对人的心理影响非常直接，一首节奏明快、悦耳动听的乐曲很容易让人精神振作，忘掉心中的烦恼。听这样的音乐能让人的神经和体液系统处于最佳状态，调节内外气血的运行。威武雄壮、慷慨激昂的音乐会让人热血沸腾、激情满怀，而哀怨的音乐会让人情绪低落、非常伤感。所以，疲劳的时候，选择一些舒缓放松的音乐听听，情绪低落的时候，听一听让人振奋的音乐，都是不错的选择。

*练习书法、绘画：*有些人把书法和绘画比作"气功锻炼"，这是非常贴切的。朱德元帅的养生方法就是每天练习书法，因为练习书法、绘画讲究意念集中，写字描绘的时候要心平气和、全神贯注才行，这跟练习气功很相似。练习书法和绘画时讲究姿势，要求头端正、肩平齐、腰挺背直、提肘悬腕，还要调节呼吸、情绪，这都跟练气功接近。练习书法、绘画还能给人带来精神享受，所以是非常好的延年益寿的活动。

*经常参加室外活动：*比如钓鱼、放风筝，或者跳舞等。钓鱼有益身心健康，钓鱼要在郊外等环境优美的地方进行，那里空气清新、景色宜人，这本身就是很好的放松活动，加上钓鱼时需要耐心、静心，这也是一种修行。放风筝和跳舞能活动筋骨，跳舞时跟着音乐节奏运动，很容易让人进入放松状态，起到锻炼身体的作用。

*下棋或者种花：*下棋是一种脑力运动，在跟对手下棋的过程中，很容易排除杂念，全神贯注地思考，这有利于防止大脑衰老，还能预防脑动脉硬化。种花能怡情养性，让人心态平和。花草给人赏心悦目的感觉，会让情绪变得开朗向上。另外，人把自己的感情投注于花草，很容易从繁茂的花草中获得成功的喜悦感，这也有助于延缓衰老。

总之，培养一个不错的爱好，经常进行一些有益的社交活动，我们就能拥有一颗不老的心，延缓衰老也就更容易实现了。

※ 预防疾病

《灵枢·九宫八风》中有"避虚邪之道，如避矢石"的观点，后世很多医学家也反复强调，要避开那些容易导致疾病的环境和状态，以免对人造成伤害，加速衰老和死亡。

迄今为止，造成人类死亡的主要原因仍然是疾病。根据医学专家的统计，病死的人约占死亡总数的90%左右。在致死性疾病中，又以心脏病、癌症、脑卒中和肺炎等疾病为主，它们被称为"四大杀手"，也是决定人类寿命长短的重要因素。

疾病会让人加速衰老、缩短应有的寿命，甚至使人死亡。很多上了一点年纪的人，要是大病一场，很快就没了精神，显得衰老憔悴。在美国，约有30%的成年人和5%的儿童体重超标，成为肥胖患者，这些肥胖患者很容易得糖尿病和高血压等老年病，而这些疾病能加速他们身体的衰老，让寿命大大缩减。

为什么疾病会让人衰老呢？这跟人的免疫系统有关。我们每个人都有免疫系统，这个系统调节正常的话，就能保证人体健康，保持年轻状态。可是，一旦患病，人的免疫系统就会被激发，导致调节异常。医学上把自身免疫反应严重的情况，看作一个病理性的过程，就因为这个过程会导致免疫衰竭，让人无法正常地保护身体健康。从衰老的过程来看，免疫衰竭是人身体老化的结果之一，也是促进身体加快衰老的原因。

因为疾病跟衰老有密切的关系，现在一些医学专家甚至认为衰老本身就是一种疾病，希望能通过医治这种疾病来延缓衰老。所以要想延缓衰老，就要做好预防疾病的准备，特别是预防老年病、慢性病，以及一些大病、重病的发生。世界卫生组织曾发表"1997年世界卫生报告"，里面就提出"预防慢性病，延长人均寿命"的观点。所以，要想实现健康长寿的目标，就要预防各种疾病，特别是大病。

如何预防疾病，避免疾病对人体造成伤害？我建议从下面三个方面做起。

首先，注意日常预防，减少患病的可能性。日常预防是最简单易行、也最有效的防病方式。很多时候，疾病的暴发都是日常不注意，病因逐渐积累而最终导致的，所以防病要从日常点滴做起。比如保证充足的睡眠，早睡早起。充足的睡眠可以保证人体精力的恢复，也有助于免疫功能的正常发挥。精神足，免疫能力强，也就不容易感染一些疾病了。还有要保持心境平和，做事不要急躁，特别要控制脾气。很多人遇事爱生气，喜欢发火，这是很损害肝脏的不好习惯，一定要改。

平常多吃有益健康的食物，多喝水、喝茶，少喝酒和饮料。烟、酒和咖啡都会刺激神经系统，虽然能消除紧张和疲劳，保持活力，但是时间长了，却会削弱人体的抗病能力，导致疾病。

年轻人不要过于追求时髦，要注意根据季节的变换调适生活规律、搭配衣装。春天不要过早脱掉冬衣，秋天也不要硬扛着不穿保暖的衣服。老年人尤其要注意，不能受寒受热。

还有一点，就是尽量远离感染源，少去人群密集的地方，或者在狭窄拥挤的空间里不要停留太久。有一阵子，很多小孩都患上了手足口病，这种病就是通过孩子们在一起玩耍而传染的，如果发现有这样的传染性疾病，就一定要赶快远离，不要接近。很多人群密集的地方和狭窄空间是各种致病细菌和病毒密集的地方，所以要尽量远离，缩短停留的时间。

其次，要经常检查身体，做到及时发现和治疗疾病，避免小病酿成大病。随着我国医疗水平的提高，人们预防疾病的意识也提高了，不仅仅在身体不适的时候可以去医院，每年例行的体检也逐渐被人们接受。这是很好的一个现象。防患于未然，总比得了大病才治要好得多。中年人和老年人一定要养成体检的习惯，最好能每年都体检一次。身体健康的，可做常规体检，如果身体本身就有问题，那就要进行一些特殊检查，密切关注身体状况，不要掉以轻心。

最后，是关于职业病的预防。过去人们提到工作种类的话就会说"三百六十行"，可见工作种类非常多。现在，各种行业和工作划分得更加细致，每个人从事的工作更专业、更具体。一些工作或工种因为情况特殊，容易导致一些疾病的发生，我们常把这种病称为"职业病"，也就是因为某种职业而引起的疾病。

现在很多年轻人都在办公室工作，长年累月都采取坐姿，坐在电脑前干活。这种情况就很容易引起一些骨骼方面的疾病，比如颈椎病、腰椎病，所以，办公室一族要预防这种疾病的出现。

另外，还有很多工人会因为工作环境的原因，患上一些较严重的疾病，比如尘肺病，铅、镉、汞等金属中毒，苯中毒等等。

我国《职业病目录》中目前共收录疾病13种，其中就有尘肺病。容易患尘肺病的有矿石开采、机械制造、冶炼、建筑材料和筑路等行业的从业人员，这些人在工作的时候，就要特意防范尘肺病。要按照工作安全要求佩戴口罩，经常检查呼吸系统，避免染病。

容易金属中毒和苯中毒的也多为化工行业的一线工人，他们经常会接触到有害金属和苯，所以需要特别防范。

总之，延缓衰老、预防疾病，是保证我们健康长寿的两大支柱，靠着这两大支柱的支撑，我们就很容易踏上健康长寿的大道，度过一个没有病痛的人生。

避开"生活方式病"

看到这个小标题，可能有些人会问什么是生活方式病？所谓生活方式，也就是我们日常的生活习惯。说起来不管生活在哪里，人都得吃饭、工作、休息，好像没什么不同，但每个国家和地区，每个人都会有自己不同于其他人的一些特有习惯，就是这些习惯构成了我们的生活方式。

不同的生活方式会导致不同的结果。像我这种20世纪五六十年代出生的人，年轻时候生活条件跟现在没法比，那时候没有手机，没有电脑，电视都不常见，生活方式里没有看电脑和手机的可能，也没有天天对着电视机的机会。那时候眼睛近视的人很少，顶多是因为看书或用眼不当造成视力问题。但是现在，因为电脑、手机的普及，很多年轻人时时刻刻眼睛不离电子屏幕，患近视的人也就多了起来。

所以，所谓的生活方式病，就是指因为不当或不良的生活习惯，导致的一些疾病。西方发达国家曾对一些慢性非传染性疾病进行了大量的调查研究，发现这些慢性病流行的主要原因就是不良的生活方式。这些疾病包括：高血压、高血糖、高血脂、高尿酸、高黏血、高体重等所谓的富贵病，就跟暴饮暴食、大鱼大肉饮食密切相关，甚至所谓的三大杀手如冠心病、脑中风，还有癌症等等，也与不良生活习惯有关。世界卫生组织曾明确指出："许多人不是死于疾病，而是死于无知，死于自己不健康的生活方式。"

生活方式病已经开始进入我们现代生活的各个方面，只是大家还没有发觉而已。回想一下我们现在常见的生活：出门就乘车，工作就坐在电脑前，晚上则是灯红酒绿的夜生活。很多年轻人喜欢熬夜、加班，很少户外运动。再想一想，现在的白领阶层很多患有颈椎病、肩周炎和痔疮，这是什么原因呢？就是他们的生活、工作方式是长时间保持坐姿，缺乏活动。有资料显示，北京1/3的成年人患有"生活方式病"，上海85%的上班族有头痛、疲劳、血压不稳的生活方式病，这跟他们下班后通宵热舞、无节制泡吧的生活方式有关。在广州，有60%～80%的成年人活动量不足，患生活方式病的人也日益增多。

中国疾病预防控制中心健康教育所的专家说："其实，对于生活方式病，真正的危害不是疾病本身，而是日常生活中对危害健康的因素认识不足，不懂得生活方式与疾病的关系，脑子里还没有'健康生活方式'的概念。这才是生活方式病对人类真正的威胁所在。"也就是说，现在很多人仍然意识不到自己的生活方式存在问题，得了病之后还纳闷自己为什么会得病。

先来简单说说我们生活里常见的一些行为有哪些危害。首先是抽烟，每抽一支烟，人的寿命就可能减少5分钟，如果经常吸烟，那么患肺癌的概率就高出常人好几倍。其次，生活长期不规律会造成消化性溃疡；不吃早餐患糖尿病的危险要比按时吃早餐的人高出4倍；吃饭口味过重、摄入盐分太多的话，人容易患心血管疾病，尤其容易得高血压。

总之，要健康长寿就得避免生活方式病，就得养成良好的生活习惯。那么，哪些生活习惯对人的健康危害很大，要急需改变的呢？下面我列举4种危害最大的生活习惯进行阐释，希望大家能及时改正。

※ 熬夜

在所有不良的生活习惯里，熬夜是对身体最有害的。中医学讲究人要"顺应天时"，与天地合一才能保持健康，而日出而作、日落而息就是人体顺应天时的规律。

中医学认为人在夜间休息时，五脏也随着天地阴阳的变化轮流休息。如子时，也就是晚上 11 点到凌晨 1 点，是心肾相交的时刻，如果人不睡觉休息，就会产生"阴虚阳亢"的情况；丑时，也就是凌晨 1～3 点，这时是人体肝脏藏血的时段，如果还熬夜不睡，人就"易动肝火"，脾气变得焦躁；到了寅时，即凌晨 3～5 点，这时肺脏当值，如果不休息，精气会虚耗得很厉害，容易促人衰老。到了卯时，即凌晨 5～7 点，这时是大肠当值的时段，应该大便排毒了，可熬了夜之后，这时开始睡觉，该排的毒不能排，就会出现问题。我们可以发现，经常熬夜的人大便容易不正常，要么便秘，要么有拉肚子的状况，这就是该睡的时候不睡，不该睡的时候又睡造成的。

不管怎么说，熬夜对健康造成的害处非常多。首先，经常熬夜会造成严重的后遗症，最严重的就是疲劳和精神不振。很多人熬夜后怎么补觉都补不回来，就是身体各个方面失调造成的。熬夜会降低人体免疫力，人很容易患感冒、胃肠感染或出现过敏症状。

熬夜的人会出现头痛情况，工作学习时会感到头昏脑涨，注意力无法集中，如果长时间熬夜，人的记忆力和大脑功能都会受损，可能出现失眠、健忘、易怒和焦虑不安等神经或精神症状。

熬夜的人在面容上也会有明显的变化，眼袋和黑眼圈比较常见，皮肤干燥，出现黑斑也是经常的事。这是因为夜间肝胆没有充分休息，就从皮肤上表现出来了。

所以，经常熬夜的人应该调整自己的休息时间，就算无法早睡，最迟也要在 12 点之前进入熟睡的状态。如果因为工作的原因必须熬夜，也要适可而止，不能持续。熬夜时要注意补水，喝些枸杞、大枣或菊花泡的茶。熬夜之后，要尽快把失去的睡眠补回来，同时尽快恢复正常的作息规律。

※ 吸烟

"饭后一支烟，赛过活神仙。"吸烟的人最喜欢这样饮水。

"吸烟可以提神，可以缓解压力。"不愿意戒烟的人以此为借口。

殊不知，上述的"好处"其实是香烟产生的化学物质刺激神经的结果，久而久之会给身体带来很大的伤害。目前，我国的吸烟人数仍然居多，不少女性也加入吸烟的行列，青少年吸烟现象更加突显。吸烟者有的心知肚明吸烟不好，但没有决心摆脱，有的完全不知道吸烟的害处而纯粹是为了寻求刺激。

吸烟有害健康。大家真的了解香烟吗？大家知道香烟里含有什么物质成分吗？

香烟的主要成分是烟草，燃烧后的烟雾可产生2000多种有害物质，一般被分为六种，即醛类物质、尼古丁、氰化物、一氧化碳及放射性物质和致癌物质。

下面来看看香烟里的成分对身体有什么副作用。

醛类物质，对呼吸道有强烈的刺激作用，可导致呼吸系统疾病，如慢性支气管炎、肺气肿和慢性气道阻塞等。常年吸烟的人患肺癌的概率更高，因为香烟对肺的免疫系统会产生影响，引发肺部疾病，导致癌化。肺与心息息相关，肺一旦出问题，心脏也容易受影响。研究表明吸烟会让血管内膜受损，增加血栓生成的可能，从而导致心血管疾病，常年吸烟的人患冠心病、高血压病、脑血管病及周围血管病的概率明显高于不吸烟者。

尼古丁，吸烟成瘾的主要成分，这种物质能让四肢末梢的血管收缩，心跳加快，血压上升，呼吸变快，引起人体交感神经兴奋，从而改变人的精神状况。很多人说香烟提神或缓解压力，就是交感神经兴奋的效果。可是，尼古丁进入血液后，会损伤血管壁，促进血小板凝集，从而引发心脏血管阻塞、中风等疾病。

一氧化碳，人体红细胞有很强的结合力，这种结合力超过氧与红细胞结合力的两百倍。我们熟知的煤气中毒就是一氧化碳中毒，严重的话会致死。而香烟产生的一氧化碳浓度约为万分之四，随着烟雾进入肺部以后，一氧化碳会迅速与红细胞结合，阻碍氧的传输，血液输送氧气的能力下降，导致人体轻微缺氧。如果机体长期缺氧功能就会衰退，比如记忆力衰退、脏腑功能减弱等。

氰化物、放射性物质和致癌物质，这些都是毒性比较大的物质，虽然含量低，但长久吸烟，日积月累，还是会给身体带来沉重的负担和危害。

除了给呼吸系统及心脏带来损伤外，吸烟还有很多其他危害。如吸烟会影响睡眠质量。据德国科学家调查，吸烟的人睡眠时间普遍少于不吸烟的人，而且睡眠质量差，这是尼古丁影响交感神经的结果。长期吸烟还会影响生育功能，长期吸烟可降低精子的受精能力，导致男性不育。吸烟还可导致骨质疏松，因为尼古丁可影响钙的吸收，烟碱会抑制成骨细胞，刺激破骨细胞的活性，从而降低人体骨骼密度，引发骨质疏松。女性吸烟的话会增加流产危险，特别是孕妇，如果吸烟或被迫吸二手烟，不仅危害自身健康，还可对胎儿造成伤害。吸烟在怀孕早期容易造成流产，在怀孕中期则可引发最危险的并发症——妊娠高血压综合征。二手烟的烟雾浓度比吸烟者吸入肺部的要低，但也达到了致伤阈值，长期吸二手烟的人有很高的肺部感染和肺癌风险，女性乳腺癌的发病率也会增加。儿童的体质比较差，受二手烟的影响，可出现中耳炎、肺炎等疾病。

随着人们对吸烟危害的了解，越来越多的人提倡戒烟，很多大城市也颁布了公共场所禁烟令。但也有些人觉得自己吸烟时间长了，身体已经习惯香烟造成的伤害，戒不戒烟都一样。事实上戒烟不管迟早，都是有利的，而且有百利而无一害。

停止吸烟后，人的血氧水平会很快上升，大脑及肌体的供氧量得到改善，功能也会提升。戒烟初期也许有戒断反应，这是尼古丁成瘾造成的，人可能出现心烦意乱的感觉，但扛过戒断期以后，人的情绪会逐渐平稳，焦虑状态明显改善，而受损的神经末梢也可再生，神经系统会逐渐回归正常。

戒烟以后，人体肺功能逐渐恢复，肺部纤毛恢复活力，处理黏液的能力增加，而肺部感染的可能就随之减少，久而久之人患各种心肺疾病的风险也就下降，人也容易充满活力。

世界卫生组织提出了健康四大基石，其中之一就是"戒烟节酒"，戒烟已经是全球健康共识。吸烟是急需改变的不良生活习惯。戒烟，是养生的必要举措。

让我们一起倡导：从现在起，戒烟！熄灭手中的香烟吧！为了自己，为了亲人，为了朋友的健康，也给周围一个更清新安全的环境吧！

※ **酗酒**

人类酿酒的历史非常久远，很多国家都有自己独特的酒文化。酒这种东西是既好也坏，就看人怎么对待它。

说到酒的好处，中医学认为它能通经活络、祛风除湿，有促进血液循环的功效。研究还发现：红葡萄酒是酒类中对人体最有益的一种，它所含的一种被称为槲皮酮的植物色素能抗氧化，还能抑制血小板凝固。经常喝点红葡萄酒能保持血管的弹性和血液流畅，能减少心脏病的发病率，还能延缓衰老。

可是，再好的东西如果过量，或者使用不当，照样会变成坏东西，这对酒来说更是如此。每种酒里都含有酒精成分，如果饮酒过量，酒精就会对人体造成伤害。

在现代，酒已经成为我们生活里非常重要的饮品，同事、同学聚会要喝点，朋友见面要喝点，搞个庆功会、吃顿饭，更是离不开酒，泡酒吧也成了很多年轻人时兴的消遣方式。这种经常跟酒打交道的情况，已经严重威胁到现代人的健康了。

酗酒究竟有哪些危害呢？首先它会对消化系统造成伤害。酒精对食管和胃黏膜的损害非常大，经常酗酒的人因为黏膜充血、肿胀和糜烂，很容易导致食管炎、胃炎和胃溃疡。酒精主要通过人体的肝脏进行代谢，因此过量饮酒对肝脏的危害特别大。研究表明，平均每天喝白酒超过160g的人，有75%会在15年内出现严重肝损害，还可能诱发急性胆囊炎及胰腺炎。

酒精会影响人体正常的脂肪代谢，容易造成血胆固醇和甘油三酯升高。大量饮酒会让心率增快、血压急剧上升，这种情况极容易引发脑卒中。长期饮酒对心脏的影响也不好，会让心脏发生脂肪变性。

酒精会刺激人的神经系统，如果酒精中毒，人还可能失去生命。

酒喝到肚子里以后，酒精要通过肝脏分解代谢，这时就需要多种酶和维生素的参与，酒的度数越高，需要消耗的酶和维生素就越多，因此，长期酗酒的人会出现营养失调、维生素缺乏的症状。经常饮酒影响食欲，也是造成营养元素缺乏的一个原因。

经常喝酒的人，除了神经系统会受损，大脑也会受伤害。酒里面的酒精会随着血液进入大脑，酒精对神经有毒副作用，而且它很容易跟神经物质发生作用而杀伤脑细胞。长期大量饮酒的人脑细胞死亡速度要比一般人快，大脑的萎缩也很快，大脑功能容易衰退。事实证明，经常大量饮酒的人更容易出现痴呆等问题。

每个人的身体状况不同，对酒精的反应也不尽相同。很多人觉得自己酒量好，喝点酒没什么大事。事实上酒量好的人，如果喝得太多、太急，也会出现醉酒情况。所以，少饮酒、多吃菜，这对任何人来说，都是有益无害的好习惯。

如果碰到非要喝酒的情况，这里我推荐一些小措施，把饮酒的危害降到最小。要记住，千万不要空腹喝酒，喝之前要先吃点东西，以免酒精直接刺激到胃部。一般早晨和上午不适合喝酒，因为这段时间人体内分解酒精的酶浓度很低，喝酒的话酒精很容易被直接吸收，给肝脏和大脑造成伤害。一般下午2点以后喝酒比较安全，危害也较小。睡觉前或感冒时不能喝酒，尤其是白酒，否则会给身体造成很大的伤害。

※ 暴饮暴食

有个很有趣的现象，那就是一过节，很多人就要进医院。怎么回事？原来是过节的时候到处聚餐，突然大鱼大肉胡吃海喝一通，结果肠胃不适应，就出毛病了。

暴饮暴食，是日常生活中一定要避免的不良习惯。现在几乎没有缺乏食物的时候，面对各种各样的食物，很多人管不住自己的嘴，明明肚子都已经很撑了，却还忍不住再来一口。现代人的应酬也多，工作上有各种聚会、聚餐，还要赶饭局，有的人为谈生意整天泡在酒局、饭局上，这都可以说是一种暴饮暴食的不良习惯。

古人养生，很讲究少吃一口，所谓"吃饭要吃七分饱"，吃得越多，对身体越没好处。这种养生理念是有道理的。各种研究都表明，人如果吃得过饱，不但会伤害肠胃，还会引起大脑反应迟钝，加速大脑的衰老。

人吃得过饱，最直接的危害就是加重胃肠负担，引发消化不良，甚至出现胃病。人的胃黏膜上皮细胞寿命很短，每过2～3天就需要修复一次。如果胃经常处在饱胀状态，不给胃黏膜留出修复的时间和空间，那么大量分泌的胃液就会破坏胃黏膜，导致胃溃疡、胃穿孔等疾病。

另外，人在吃饱饭之后，血液会大量供应到肠胃系统来消化食物，这势必会引起大脑缺血。很多人可能都有这样的感觉，就是刚刚吃过饭，很容易犯困，这就是因为大脑缺血，造成的困倦感觉。要是经常都吃得过饱，大脑经常处在缺血的状态下，哪能不受损害吗？

饮食过量还会危害人的泌尿系统，人体里的非蛋白氮需要通过肾脏排出体外，如果经常暴饮暴食，这类需要清理的物质太多，自然就加重了肾脏的负担。

很多人喜欢晚餐吃得太饱，这不利于晚上的休息。因为鼓胀的胃肠会对周围器官造成压迫，容易诱发神经衰弱，影响正常的睡眠。因此养生专家们都提倡"晚饭少"，晚上不怕没吃饱，就怕吃太饱，稍微挨饿也不要紧。

经常吃饭吃得过饱会出现各种问题，无节制的暴饮暴食，更容易引发各种疾病。突然的暴饮暴食，很容易让人头昏脑涨，出现精神恍惚、肠胃不适等情况，有时还会造成胸闷气急、腹泻或者便秘，严重的可引起急性胃肠炎，甚至胃出血。过食油腻和大量的酒精会让肝脏超负荷运转，造成肝脏损害。暴饮暴食后，为了消化大量脂肪，人的胆囊会增加胆汁的分泌量，这容易诱发胆囊炎。还有研究证实，人暴饮暴食后 2 小时内，心脏病的发生概率会增加 4 倍，非常危险。

经常暴饮暴食的人还容易患肥胖症。现在人们的日常饮食，很多都是高脂肪、高蛋白、高热量的，消化起来困难，加上日常运动量又不多，能量消耗少，很多多余的营养物质就堆积在体内，造成肥胖。肥胖是很多老年性疾病暴发的诱因，像心血管疾病、高血压、脂肪肝、动脉硬化和胆囊炎等等疾病，都跟肥胖有关。日本科学家还指出：吃得太饱会让抑制细胞癌化因子的活动能力降低，还可能增加患癌的概率。

所以，吃得太饱和暴饮暴食实在是害处很多，有这种习惯的人要学会控制自己，不要因为贪嘴而丧失了健康。

※ 缺乏运动

现在很多年轻人都不喜欢动，整天坐着看书、看电视，或者上网。在正当年轻力壮的时候，很多人却表现出萎靡不振的状态。

我有个朋友说，他孩子最近老是没劲，总觉得很累。说起来他也没干什么重活、累活，工作也没有忙到不可开交，这老觉得累是个什么事呢？他们也去医院检查过，什么毛病都没有，所以很纳闷、很焦急。听完他的话，我就跟他聊起孩子的生活情况，一提这个，我的朋友就说个不停，抱怨儿子真是懒得够呛。这小伙子每天怎么生活呢？从早晨说起，早上一睁开眼，就快8点了，洗漱之后母亲已经做好早餐，就赶快吃早餐，吃完之后开车上班。到了公司还是坐着，一坐又是一天。下了班以后，他直接回家，不喜欢在外面玩。回家也是父母把晚餐都准备好了，吃完之后也不帮忙做家务，屁股往沙发上一坐，要么看电视，要么玩手机。我这朋友感慨道，这小子每天都没他活动量大，简直懒极了。一听这话，我明白小伙子的毛病所在了，他这是太缺乏运动，所以才觉得累。

很多人可能想不明白，又没有过度劳累，就是运动量少点，怎么会累呢？不知道大家有没有注意过身边的人，那些经常风风火火忙着做事的人，很少有萎靡不振的时候，反而是那些经常懒得动的人，给人一副懒洋洋、没劲的样子。其实，长期缺乏运动也会造成疲劳感，这不是累出来的，而是因为长时期不运动，人的肌肉会慢慢松弛，各种器官功能减退，就容易感到疲劳了。用中医学的话来讲，经常不运动，人的气血就不活，气血运行不畅，人体就会出现瘀滞的现象。气血瘀滞严重，就会损耗人的精神，那么自然就会出现精神萎靡不振的样子了。

缺乏运动是现代人特别常见的一种不良生活方式。据世界卫生组织估计，全球因为缺乏运动而引致的死亡人数，每年超过200万，而我国居民缺乏运动的情况也相当严重。根据2012年卫计委发布的《"健康中国2020"战略研究报告》可知，我国每年的患病人次从1993年的43.6亿增加到2008年的52.5亿，患病人次数增加了20%，而绝大多数人患病的原因是缺乏锻炼。报告显示，我国有83.8%的18岁以上居民从不参加体育锻炼，只有11.9%的人能做到每周锻炼3次以上。可见这种不运动的生活习惯实在是太普遍了。

缺乏运动，对任何一个年龄段的人来说，都是害处无穷的。比如少年儿童，缺乏运动的直接结果是，儿童肥胖率的上升和体质水平的下降。缺乏运动还会导致智力水平下降。有研究表明，运动不仅对人的血液循环系统有重要作用，还密切关系到人们的智力水平。专家指出，人的智力水平可以分为固态智力和流动智力两类，固态智力是由人所积累的知识和经验所决定的，流动智力则是指不依靠经验、灵活快速解决问题的能力。如果缺乏运动，这种流动智力就会随着时间推移而呈明显下降的趋势。所以，青少年缺乏运动，不仅仅损害的是健康，还会损害智力。

对成年人来说，缺乏运动会降低免疫能力，造成亚健康状态。经常不运动的人会出现脾胃虚弱、肝肺气阻、内分泌紊乱的情况。白领阶层颈椎病、肩周炎等病高发，就跟不运动有关。我们经常看新闻报道说青壮年人"过劳死"，其实造成"过劳死"的一大原因就是缺乏运动，以至于身体无法承受高强度的劳动。数据统计也表明，高学历，高收入人群里的中年人是"过劳"的主要人群，而这类人正是运动量偏少的白领阶层。与经常锻炼的人相比，缺乏运动的人死亡危险要高 2～3 倍，而死于心血管疾病的危险要高出 3～5 倍，可见缺乏运动对中青年人的危害也很大。

至于老年人，如果缺乏锻炼，每天都保持静止的状态，那么大脑和其他器官会迅速萎缩，身体衰老的速度就会加快。很多人到了老年会患骨质疏松症，大家以为这是由缺钙引起的，其实这也跟缺乏运动有关。因为骨骼肌的运动有利于机体吸收钙质，如果总不运动，那么人体对钙的吸收能力变差，没有充足的钙来补充，自然就会出现缺钙情况，继而导致骨质疏松了。所以，当身体缺钙的时候，单纯补钙是不够的，还要进行适量的运动，才能达到补钙的目的。

缺乏运动除了影响健康状况，对人的精神也很有影响。有些人白天没精神，晚上睡不着，总是情绪不好，这都是缺少运动的结果。有研究表明，慢跑可以调节人的情绪，让人从忧郁中摆脱出来，是非常有效的情绪调节方法。可见运动对情绪的确影响很大。

很多人可能真的抽不出时间运动，但日常生活里就有很多运动的机会，只要抓住这样的机会让身体多动一动，就能减少不运动的危害。比如尽量走楼梯、少坐电梯，尽量多走路、少乘车。办公中途起身做做伸展运动，或者跳跃几次，活动筋骨，这都是不错的弥补办法。当然，养成有规律的运动习惯，还是避免运动不足的最好方法。

现今，生活方式病，已经侵入到人们生活的各个方面，出行有车，不挨饿，不受冻，干活不累，曾经人们追求的这种幸福生活，现在却变成伤害我们健康的"杀手"。面对优裕的生活现状，每个人都应该及时醒悟，纠正自己经常熬夜、烟酒无度、饮食不当和缺乏运动等不良生活方式，这样才能让我们在过上幸福生活的同时，健康长久，长寿无忧。

养生涉及衣食住行

"全养生"理论的一个核心观念，就是在日常生活中养生，涉及生活的各个方面，而不是只注重一个方面的养生活动和行为。

养生，是一个全方位的系统工程，把养生贯穿到生活当中，应该渗透到衣食住行，在日常行为中养成良好习惯。

※ 穿衣与养生

经过长久的演化，人现在已经不能依靠自身皮毛来保护身体了，而是需要靠衣服来保暖、防晒。衣服对人而言，最基本的功能也就是遮蔽身体、防寒保暖。当然，人也是要靠衣服来区分身份和地位的。衣服的这些社会功能，可不在本书要讨论的范围。

《灵枢·师传》里说："食饮衣服，亦欲适寒温，寒无凄怆，暑无出汗。"这可以说是中医学最早给出的穿衣建议。因为衣服的薄厚和质地，会影响到人的健康，所以日常生活里，可千万别小瞧了这穿衣养生的学问。

曾经有一阵，北方一些医院里接诊过一部分年轻患者，他们有相似的症状，大都四肢冰凉，偶尔抽搐，人整个是受寒的状态。已经到了深秋时节，医生发现他们都穿得很少。为了赶时髦，这些年轻人还硬撑着只穿单衣单裤，该保护起来的腰部、脚踝都露在外面，导致身体严重受寒，这不病才怪。

中医学一直强调要"避邪"，要避免风邪对人体的伤害，像腰、颈、背、腹等地方，是一定要保暖的部位，如果穿衣服的时候把这些地方露出来，那就很容易受风，引起一些疾病。根据四季寒凉的交替，我们也应该随时调整自己的穿衣习惯。

明代徐春甫编撰的《古今医统大全》里说："春月，阳气闭藏于冬者渐发于外，故宜发散，以畅阳气。"也就是说，春天来了，原先冬天隐藏起来的阳气开始渐渐生发出来，因此，春天应该以发散为主，让阳气顺畅。可是这时天气冷暖不定，一会儿暖，一会儿冷，变化很快，如果立刻脱掉棉衣，换上较薄的春衣，很容易受冷风吹袭而感冒。宋代陈直早在《寿亲养老新书》中就指出：春季天气渐渐变暖，衣服应该逐渐减少，不可立刻穿得很少，让人受寒。而且春天的时候，早晚容易冷，中午温度高，昼夜温差比较大，如果不注意调整穿着，就很容易受热或受凉。这时候，可以穿一件薄厚适中的外套，早晚穿上，中午太热的话，就可以脱掉。

随着全球气候的变暖，我国大部分地区春季气温升高得比较快，南方地区热得更快，但大家在减衣服散热的同时，还是要留心天气的变化，不要因为贪凉而伤害健康。

夏天的时候，天气炎热，人很容易出汗，这其实是人调节体温的一种举措。夏天穿衣服最好穿透汗类的衣物，以便人体的热量很容易散开。另一方面，尽管天气炎热，但胸口、后背和腹部等地方还是要护着，不能着凉。

秋天阳气减弱，阴气渐重，每下一次雨，气温就会降低一点，这时候就该及时添衣保暖了。不过，经过一个夏天，人的御寒能力还比较强，另外天地间的暑热也不会立刻散尽，这时不要着急穿上太厚的衣服。

春秋季节，气温变化快，早、午、晚的情况随时有变化。中午人很容易出汗，特别是出门活动，更容易出汗，这时候不能马上脱衣服，要等汗散得差不多了再换。出汗的时候，汗孔都是张开的，如果急急脱衣服，很容易受风寒邪气侵袭，湿汗还容易留在肌肤上，产生风寒湿之类的病变。

冬天气候寒冷，要有自我保护意识，特别是年老体弱者，应留意天气变化，及时添衣保暖。

现在衣料加工时会用到大量的化学物质，很多衣服在制成成衣的过程中可能会残留很多有毒物质，新买的衣服不要着急穿，要先清洗一下，晾一晾，尽量减少衣服上的有害物质。

※ 饮食与养生

俗话说："国以民为本，人以食为天。"人生在世，吃喝是件很重要的事，"人是铁，饭是钢，一顿不吃饿得慌"，吃饭不仅关系到我们的生存问题，也关系到我们的健康问题。很多疾病的产生，都是由于吃得不合理，如果人在日常养生的时候，把吃的问题解决好了，那就会少生很多病。

世界卫生组织发布过一个非常出名的《维多利亚宣言》，提出"健康四大基石"，即合理膳食、适量运动、戒烟限酒、心理平衡，把饮食放在第一位，可见"食"对人的健康影响有多大。

我们吃到肚子里的食物，都要靠脾胃运化，然后将营养物质输送到人的全身各个部位，这才能维持身体的正常运转，如果饮食不合理，那么我们身体吸收的营养成分也会出现偏差，这就最终影响到健康，很多疾病也由此而生。比如癌症、糖尿病、心血管疾病等影响人们生存质量的慢性病，都跟日常饮食有密切的关系。

从 2007 年以来，我国城镇人口疾病死亡原因中，癌症始终高居榜首。目前癌症还没有特效药物治疗，被称为绝症，但是很多癌症可以提前预防，通过生活方式的调整来预防。很多消化系统的癌症，就跟饮食有千丝万缕的联系，过食煎炸烧烤食物、暴饮暴食或饥饱失常等，都是导致癌症的重要因素。

曾经有一位美食专栏的编辑，因为工作需要得经常去餐馆、饭店试吃，有时候半天就得跑四五家店，尽管每一次试吃都只吃一点点，但试的种类一多，还是会吃过量。因为肚子饱胀，到了该吃饭的时候，她经常不吃，这样饱一阵，饿一阵，结果就搞坏了胃。后来她被查出患了胃癌，这才知道自己当时一顿吃饱，另一顿就不吃的做法非常有害。如果她当时采用上一顿吃得太多，下一顿喝点粥来调养脾胃的话，也不至于最后患上这样的病。可是后悔也晚了，往常没有良好合理的饮食原则和规律，这样的悲剧就难免会出现。

目前我国的高血压患者已经超过 2 个亿，高血脂患者也至少有 1.6 个亿。被称为"富贵病"的糖尿病，现在发病率也越来越高，而且有年轻化的趋势。以往以中老年为主的糖尿病患者，现在很多年轻人也加入进来。这些疾病都跟日常饮食吃得过咸或过于油腻有关，吃得多，动得少，内分泌失调，身体不和谐，肯定就得病了。

除了这些慢性病，很多身体"小毛病"也跟饮食有关，比如口干、尿黄等

"上火"现象，就可能跟吃了太多辛辣、煎炸的食物有关；肚子痛，拉肚子，就可能跟吃了太多冷饮有关；还有恶心、呕吐等也可能是因为吃得太杂、太饱，导致肠胃无法承受。

唐代养生大家孙思邈说："安身之本，必资于食。"明代医学家李时珍也说："饮食者，人之命脉也。"可见饮食对人体健康很重要，跟人的生命也息息相关。俗话说"病从口入"，饮食对养生的重要性也就不需要再多说了。

那么，改变饮食结构，重视合理饮食，让饮食更健康、更养生就非常有必要，是我们在生活中必须重视的养生问题。

※ 居住与养生

人每天的大部分时间都是在室内度过的，如果是老人或者小孩子，在室内的时间就更长了。我们知道，人生活的环境会影响人的健康，从大的方面来说，生活所在地的自然环境，是一种对健康很有影响的环境，比如南方的潮热、北方的干燥，都能影响人的身体状况。从小的方面来说，我们每天出入的居室，也是一种生存环境，它同样可以影响到人的健康。

对于环境跟养生的关系，我曾提出一个"三境养生"的理论，也就是顺境养生、择境养生和造境养生。针对不同的生活环境，人们可采取相应的养生方式。

所谓顺境养生，也就是顺应居住地的自然环境，根据环境特点来调整养生方式。这一般适用于自然环境比较好的地方，养生的时候根据天气、季节的变化顺天道而养生就好。

择境养生，就是选择适宜于养生的环境居住，避开那些不利于养生的恶劣环境。这个就要人发挥主动性，根据自己健康问题，来进行选择。

最后是造境养生，也就是现代社会，自然环境已经受到很大程度的破坏，人们已经很难顺应自然养生，也没法选择更好的生活环境，这时就得创造有利于健康和生存的环境，来保养我们的健康和生命了。造境养生里，最重要的就是居室小环境的创造了。

现代城市发展，我们居住的房间基本都是楼房，入住前人们都得先把房子装修一下，但是装修材料，很多都含有有害的化学物质。

有一对夫妻，为了结婚买房装修，房子修好了就搬进去住。后来女方怀孕了，就没有上班，安心在家养胎。可是胎儿几个月后却死了，不得已，这女的做了流产，打下来的胎儿，竟然皮肤发黑。医生推断这可能跟他们居住的房间有关，后来检测后，发现他们的新居室里空气中的苯超标20倍。也就是说，他们生活在这个小环境里，整天呼吸的都是有毒的空气，这身体怎么能健康呢？

北京市疾病预防控制中心曾对一万多人进行了调查，这一万多人都生活在新装修的10多个小区和30多家高档宾馆和写字楼、会议中心。调查结果发现，其中30%的人有头痛、头晕、乏力和睡眠不好的症状，有30%～40%的人有皮肤性黏膜刺激症状，另外还有胸部、喉部出现问题的，鼻炎患者占到40%。这都是居室小环境危害到人体健康了。

早在古代，很多养生家就提出环境对健康长寿的好处。唐代孙思邈在《千金翼方》里描述说"背山临水，气候高爽，土地良沃，泉水清美"，住在这样的地方才能更健康。清代养生家曹庭栋也说"辟园林于城中，池馆相望，有白皮古松数十株，风涛倾耳，如置身岩壑……至九十余乃终"，在他所著的《老老恒言》中他大力提倡："院中植花木数十本，不求名种异卉，四时不绝更佳""阶前大缸贮水，养金鱼数尾""拂举涤砚……插瓶花，上帘钩"，这都是十分重视创造有益于身心健康的"小气候""小环境"的做法。当然，现在我们大多数人都无法做到这一点，但是我们在选择居住的楼盘和小区时，可以考虑这种小环境的因素。

在选购房间的时候，可先观察一下楼盘周围的大环境，看看小区以及周边的绿化是否到位，小区内楼与楼之间的距离远近，会不会影响到室内采光等等。还要注意，选择的房间周围，最好不要有化工厂、造纸厂等污染严重的企业，还要看看城市噪音会不会影响到日常居住。

具体到房子的话，要考虑房间的结构布局。住房面积会影响到人的心情，如果太狭窄拥挤，人容易产生悲观、消极的情绪。但是也不能选择过于高大空旷的房间，如果房间太大，居住的人很少，就容易产生孤独、冷清感，这也不利于健康。选择房间面积时，可根据家庭人口数来确定，最好能兼顾宽敞舒适和温馨安宁两个方面。

选择房子的时候，要选通风情况良好的，因为房间是个很小的封闭空间，如果不经常通风换气，那么房间里的空气很容易污浊，细菌、病毒也容易滋生，这都对健康有害。

装修房屋时，要尽量减少室内污染，避免入住时造成伤害。

在装修前可进行房屋的整体规划，根据房间的使用功能和人在其中停留时间的长短来安排装修。还可根据房间的空间大小和室内通风能力的好坏，分别提出要求，力求保证室内通风顺畅。设计时还要计划好各处的选材标准，尽量选用绿色环保，符合健康要求的装修材料，把有害物质减少到最少。

住宅装修好之后，不要急于入住，应该进行一段时间的通风换气，让装修时产生的有害气体发散后再入住。入住后也应该长期通风换气，把房间内所有的柜门都敞开换气，让残余或继续挥发的有害气体尽快消散。还可在房间内放置一些活性炭、硅胶或绿色植物，加强对室内有害气体的吸附。

房屋的墙壁可使用抑制霉菌生长的涂料，地板适宜铺设易于打扫清洗的地板，以保证居住后的清洁。

除了营造自己家里的养生小环境，上班族也要注意办公室养生环境的营造。在办公室里，尽量远离打印机、复印机等辐射较强的电子设备。经常开窗换气，或者摆放一盆绿色植物，美化环境。在办公期间，适当起身到户外活动一下，不要长久坐在电脑前不活动。

※ 出行与养生

我在讲古代杂家养生观念时，提到《吕氏春秋》里的"三患"，其中之一就是好逸恶劳，"出则以车，入则以辇"，也就是从来不多走路，出了门就坐车子，进了家门也不走路，还要坐着轿子走。这种生活看起来很舒服，一点都不费力气，可是时间长了，这却是能要人命的一种习惯。

人是需要适当运动的，历代养生家反复强调，要让身体"劳"一点会更健康，也就是人不能太安逸、太舒服了。因此，出行对我们来说，也是一个养生健身的机会。

中医学理论认为，人的脚底聚集着很多神经穴位，十二经脉都起始于足部，人体的各个器官脏腑都在脚底有相应的"投射区"。经常刺激脚上这些投射区或相应的重要穴位，就能起到强身健体的作用。

我们很多传统的养生方法都跟脚有关，比如泡脚、搓脚，还有赤脚踏石疗法，都是依据中医学理论产生的。现代研究也表明，经常刺激脚部会让神经系统和内分泌系统的功能增强，经常行走锻炼的，会让全身血行通畅。

了解了出行与健康的关系，那么在日常生活中，我们就应该多进行这方面的养生了。首先要选择合适的鞋子，保护脚部，不要穿太硬、太紧的鞋子，避免脚受到伤害。其次，每天出行，少坐车，多走路，要尽量抽出时间多走一走，运动腿脚。第三，养成每天散步的习惯，在散步的时候，进行养生锻炼。说到养生锻炼，这里有两种走路的方法，对健康很有利。一是变速行走法。人按照一定的速度行走时，可促进下肢和腹部肌肉的运动，双臂摆动也能增加肺的通气量，加强肺功能。在散步时，可通过变换速度，来锻炼自己的腿脚和肺。比如先快走了几十秒，再慢步走上2分钟，这样变换着走，同时配合行走速度调整呼吸。二是匀速行走法，每天坚持走一定的路程，行走速度保持均匀而适中，这样走不仅能锻炼肺活量，还能训练人的耐力。

总之，生活中的点点滴滴，任何细小行为都能成为养生的方法。在生活中养生，建立起健康的生活习惯，注意生活的各个细节，那么养生就不是什么难事，健康也就会一直陪伴着我们，直到走进老年。

第十一章

健康长寿，在养生中生活

我提出"全养生"的观点，反复强调的一点就是：养生不是有钱、有空闲的人的专利，不是只有他们才养得起的，很多普通人也能拥有更健康的身体和更长的寿命。为什么呢？就因为普通人的很多生活习惯符合养生。养生关乎人的一生，是涉及人生各个方面的事情，懂得了在生活中养生，我们还要记得在养生中生活，把养生和生活完全结合起来，这才算领会我"全养生"观点的要点了。

在养生中生活，就是要大家时时注意养生，把养生变成日常生活的习惯和行为。很多时候，人们会都把养生跟生活割裂开来看，甚至让养生成了生活的负担。下面我从4个重点方面向大家介绍一下，如何有效养生，如何让这些养生方法跟我们的生活相融合。

不练仙丹练睡功

睡觉对人来说非常重要，刚刚出生的婴儿除了吃几乎整天都在睡。他们虽然睡着了，但他们的身体却在睡眠中快速成长。到了儿童少年时期，睡眠时间的长短和质量，会影响他们的健康和成长，所以很多专家特别强调要保证孩子的睡眠时间。青壮年时期，就算身体再好的人，也得通过睡眠来恢复体力和精力，老年人要是睡不好，也会直接影响寿命。有人估算说，人这一辈子，有1/3的时间睡眠中度过的。可是，这1/3的睡觉时间绝不是浪费，也不是没有意义的。

有研究表明，人可以坚持20天不吃饭，7天不喝水，可是如果连续5天不睡觉，就有死亡的可能。事实上，失眠的人记忆力下降很快，就连智力也会衰退。如果头一天睡眠不足，那么第二天人的免疫力就会下降。经常失眠的人，衰老速度要比正常人快 2.5 ～ 3 倍。可见睡眠是人体恢复精力、保证健康的重要途径。

现代社会生活内容丰富多彩，工作学习的压力也大，很多中、青年人都出现睡眠问题，白天打瞌睡，晚上睡不着，茶饭不思，身体渐渐消瘦。有些人为了睡觉服用安眠药，可是效果不好，身体越来越糟。所以，重视睡眠质量就是我要讲的第一个养生要点。

古人说"不练仙丹练睡功"，如果这睡觉功夫练出来了，那可比炼仙丹还有用。很多健康长寿的人，都在睡觉方面有一些自己的好习惯，睡得巧妙，睡得好，往往会取得事半功倍的养生效果。那么，怎么才能睡得好、又睡得有用呢？大家可从下面两个方面来进行睡眠调整。

※ 起居有常，提倡子午觉

《黄帝内经》里说："阳气尽则卧，阴气尽则寐。"什么意思呢？卧是指上床睡觉，寐是醒过来的意思，也就是说，一天里阳气很弱的时候，人就应该睡觉，等阴气变弱的时候人就该醒过来了。这就是说人的睡眠跟清醒是天地人体阴阳交替的结果。古代养生专家们都认为人应该遵循天道规律来生活，这样才能延年益寿。睡眠也是这样，人要遵循自然规律，该睡的时候睡，该醒的时候就醒。

我说起居有常，就是让大家根据身体和自然规律调整自己的睡眠时间，建立起自己的作息规律，保证充足的睡眠。《黄帝内经素问吴注》里就说："起居有常，则不殃其精神。"意思是要想精神好，就要有规律地起居作息。

那么，睡眠时间怎么安排最好呢？这就要讲一讲古人推崇的"子午觉"了。

古人认为在一天的时间里，阴阳是发生变化的。每一天的子时，也就是 23 点到凌晨 1 点，这时阴气最盛，阳气最弱；到了午时，即 11 点到 13 点，这是一天当中阳气最盛、阴气很弱的时候。这两个时段正是天地阴阳交替的时候，也是人体经气"合阴""合阳"的时候，那么如果这两个时段能睡觉，就最有利于人体养阴、养阳了。这就是"子午觉"，子时一定要睡，午时也应当稍微休息。

说到"子觉"，也就是晚上要早睡，大家应该容易遵守。医学研究证实，人至少需要在 23 点以前进入深睡眠状态，这才能缓解疲劳，恢复体力和精力。中医学也认为，这个时间段是肝胆诸经脉运行的时候，要养肝护胆，就应该睡觉。可是很多人都忽略了这点，结果睡得晚，第二天精神不振，脸色也很难看。

为了保证晚上的睡眠质量，大家可以在入睡前用热水泡泡脚，这种传统方式能让人迅速入睡，保证睡眠质量。用热水洗脚可以对中枢神经系统产生一种良性刺激，促进大脑皮层进入抑制状态，而且热水会让脚上的血液循环加快，血液下行，这些都容易让大脑进入休眠状态。

另外，还可以遵循我们古人总结出的一些睡眠禁忌，避开可能的干扰，让晚上的睡眠质量更好。比如睡觉时不要仰卧，可以侧身屈膝，保证精力不散；睡觉前不吃东西，如果太饿，可以吃一点容易消化的食物，稍微等一会再睡，避免给肠胃造成负担，睡着了也不安稳；睡觉时不要用被子捂着头，这可能造成呼吸不畅，或者吸入大量自己呼出的二氧化碳，对身体不利；睡觉的地方要避开风口，不要受风邪侵袭，引起头痛等问题。

至于"午觉"，可能很多人就不一定能遵守了。其实，午觉不需要睡很久，也没有需要特别注意的情况，但是午觉对人体的好处非常多。居住在热带和地中海地区的人，都有睡午觉的习惯，北美和北欧的人则很少有中午午睡的。研究证实：有午睡习惯的热带、地中海地区的人，他们患心脏病的概率要比北美和北欧人低很多。美国太空总署的科学家们也发现，每天 24 分钟的午睡时间，能让驾驶员的注意力和表现得到有效改善。

从中医学理论来讲，午时是"心经循环的时间"，这时如果能稍微休息片刻，那么就能达到养心的目的。如果心功能失调，人就会出现胸闷胸痛，心慌出汗和乏力失眠、健忘等症状。所以，对于工作压力很大的白领来说，中午休息片刻非常有利。

概括来说，"午觉"有很多好处。午睡后，人的大脑会更好用、更灵活，反应也加快，精力旺盛，情绪很高。午睡可以缓解紧张，有效地帮助人们保持心理平衡。根据西医学的一些理论，日常活动会让人分泌出产生细胞衰老的氧化物，而午睡时人可以得到更好的保养，延缓衰老。午睡还能舒缓心血管系统，降低心肌梗死发生的风险。根据调查，每天午睡半小时的人患心脏病的可能性会减少 30%。

不过，经常不午睡的人，如果偶然午睡，可能会影响晚上的睡眠，那些经常失眠的人，午睡后，晚上更睡不着，这两种情况下，午睡似乎对他们不利。但是，如果养成每天午睡的习惯，那么就不会有这些问题了。所以，我们要把午睡变成日常的生活习惯，才会对健康更有利。

总体来说，晚上要早睡，要睡好，午睡则要少睡，要固定时间，这样才能睡出好身体、好精神来。

※ 心境平和，确保睡眠质量

说到睡眠质量，一个正常的成年人，每天睡眠时间在 7 ~ 8 小时就好，如果能做到躺下来没多久就进入睡眠，而且睡觉时不会做复杂烦乱的梦，能一觉睡到天亮，睡醒后感觉精神抖擞，这样的睡眠才算是高质量的睡眠。

可是很多人却不是这样的，他们要么睡不着，要么睡觉时老做噩梦，一觉醒来，觉得比睡觉还累，这就是睡眠质量有问题了。很多睡眠问题其实都是心理和情绪造成的，我们说日有所思，夜有所梦，白天经历的很多事情都可能影响到夜晚的睡眠。

《素问·举痛论》里说："喜则气和志达，荣卫通利。"《素问·上古天真论》"恬惔虚无，真气从之，精神内守，病安从来。"这是说人如果心情愉悦，神志安宁，那么就会身体健康了。同样，人如果情绪平和，没有什么杂念和烦心的事情，晚上也就能睡得很好，人体从疲劳状态中也恢复得快。

不良情绪除了影响睡眠，对人的健康危害也很大，《素问·举痛论》说："百病皆生于气。"中医学把人的情绪分为 5 大类，就是怒、喜、思、忧、恐，这 5 种情绪对应人的五脏，如果某种情绪过重，就会伤害这五脏。这也就是我们常常所说的：怒伤肝、喜伤心、思伤脾、忧伤肺和恐伤肾。所以日常生活里，我们要尽量避免各种情绪极端化，要保持自己心态的安闲清静。孙思邈曾说过："养志之要，耳无妄听，口无妄言，身无妄动，心无妄念，此皆有益老人也。"其实不只是老人，如果年轻人也能做到戒除杂念，节制各种让人情绪不安的欲念，那么就能使气血调和、身体健康了。

中医学把大脑的思考能力归功于"神"，如果神气充足，那么我们就能正常思考，正常言笑。可是就像发动机一样，人的"神"用一用后也需要停下来调整休息一下，如果永远不停地运行，那么发动机很快就会因为超负荷而损坏。"神"就是如此，而睡眠就是保证"神"能调整休息的举措。

为什么很多人睡不好，总做梦？拿中医学理论来看，这是因为平日里思虑过度，整天操心各种烦人的事情，结果伤神，使"神"不能安宁。到了睡觉的时候，"神"居无定所，找不到回家的路，不能藏于内，就导致失眠，很难入睡，或者睡着后不断做梦，疲惫得不得了。明白了这点，我们就应该在日常生活里杜绝这种心神难安的情况，让自己的心境保持舒畅平和，保证睡眠。

要心情好，就先得保持乐观的态度。说到乐观，我们总会跟笑联系起来。笑是人心神愉快舒畅的表现，我们的确应该经常笑一笑。俗话说"笑一笑，十年少"，我们不光要脸上常笑，还应该在心里也常笑，让自己的心永远年轻，没有负担。当然，人这一生难免会碰上需要选择、需要思考的问题，这时候就更需要乐观态度了。碰上这样的难题时，不妨想想，"这个问题我能解决吗？"能解决，那就不要担心和多虑，慢慢解决就行了；如果不能，那更用不着操心了，一切顺其自然，坚信"车到山前必有路"，到了该解决的时候，它一定就能迎刃而解。如果能保持这样的观念和心态，那么我们的心情就不会太糟糕了。

其次，要学会宽容地看待世界，对待任何事情。俗话说"天下本无事，庸人自扰之"，也就是说，我们不要自寻烦恼，让自己的情绪受到影响。很多社会现象可能让人生气，很多人的言行也让人看不惯，这时候不妨换位考虑一下，也许就会发现那些惹你不高兴生气的事，其实没有想象的那么严重。宽容地对待人事，我们的心也就不会斤斤计较、烦扰不断了。

除了上面提到的两点外，要想拥有高质量的睡眠，还需要调养心神。养生首养心，调形先调神。要睡得好，就需要清心、静心。怎么做到睡前的清心、静心呢？最主要的就是要放松自己，要在上床睡觉之前把一切烦恼、忧愁的事都放下。躺到床上后也要放松精神，不要强迫自己很快入睡，可以想一些轻松的事情，然后调匀呼吸，慢慢地就能顺利睡着了。

在排除杂念、思想上保持清静外，还要注意一些小的生活细节和行为，避免影响睡眠。比如睡前不要大声呼叫，不要生气。古人认为多说话会耗气伤神，平日都应少说，要是准备睡觉，就更应该沉静下来。生气会让人心率加速，血压上升，这时如果躺下睡觉，要想安稳睡着可是不可能的。睡觉的时候最好保持室内昏暗，不要开灯。因为灯光会刺激眼睛，让人心神不安，也不容易睡着了。

睡觉是任何人都要进行的生理活动，如果能好好利用睡觉养生，那么我们的生活既不会变得麻烦，还能收到良好的养生效果，何乐而不为呢？所以，大家一定要注重养生睡眠，让有养生功效的睡眠成为我们生活的一大好习惯。

能中和者必久寿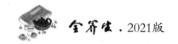

人要好好活着，睡觉、吃饭一样都不能少。上面我们说了睡眠的重要性，下面我就再说说吃饭，怎么吃才养生。

不要小瞧这一日三餐，我们的健康情况就跟我们每天怎么吃、吃什么息息相关。人身体的物质基础，需要靠外界食物提供能量，提供生命的动力，所以饮食对养生真是再重要不过了。《素问·生气通天论》说："阴之所生，本在五味；阴之五宫，伤在五味。"就是说，饮食五味既可以养人身体，也可以伤人身体，究竟是养，还是伤，就在人怎么对待日常饮食了。

经常听到一些饮食养生的论点，比如，要吃素才能长寿，或者多吃延年益寿的食物才能长寿。就跟经常听人说开心大笑不烦恼，经常运动不静坐，这才能延年益寿一样，事实上可不见得是这样。陶弘景说："养生之道，莫久行久坐、久卧久听；莫强食欲，莫大醉，莫大忧怒，莫大哀思，此所谓中和。能中和者，必久寿也。"也就是说，要有不偏不倚的中和的生活方式，这才是长寿的秘诀。在饮食上，我们就得做到《素问·生气通天论》里的"谨和五味"，才能"骨正筋柔"，身体健康。下面我就详细说一说养生饮食要遵循的两大原则，希望大家能在生活中注意这两个方面，让平常的吃喝行为都成为有效的养生习惯。

※ 谨和五味，营养全面

东汉医家张仲景说："所食之味，有与病相宜，有与身为害。若得宜则益体，害则成疾。"可见古人早就认识到饮食跟健康的关系，赞成吃饭、喝东西要注意与身体情况相联系。唐代药王孙思邈也说："安身之本，必资于食""不知食宜者，不足以存生也。"就是说想要身体健康，就得调和饮食，让饮食既保证我们赖以生存的身体条件，又成为防病健身的重要手段。

我们在上面提到，有些人觉得吃素有利于长寿，但是西医学发现，如果单纯地长期吃素，会造成营养缺乏。人体日常所需的蛋白质有两种，一种是完全蛋白质，又称为优质蛋白，这种蛋白质里含有人体所必需的氨基酸，但这种蛋白质的主要来源是奶制品、瘦肉、禽蛋和鱼虾的荤食。要是整天只吃素，那获得的只有植物蛋白，也就是不完全和半完全蛋白质，这种蛋白质缺乏人体所必需的氨基酸。

长期吃素的人，如果蛋白质得不到及时的、足量的补充，就会引起血浆蛋白的降低，出现贫血、浮肿、免疫力低下的问题，人就很容易感染疾病，骨折了也不容易愈合。根据现有情况分析，很多老年人的健康问题，都直接或间接与营养问题有关，而且营养对人的影响不是从老年才开始的，从幼年甚至胎儿期就开始了。所以，与其等到老年的时候才调节营养均衡的问题，不如早早就开始注意各类营养物质的摄入。

除了蛋白质，很多微量元素也是人体生理活动的维持者，是酶、激素和维生素等活性物质的核心成分，对人体正常代谢和健康起重要作用。已知的人体必需的元素有铁、铜、锌、锰、钼等金属元素，还有硫、磷、硒等非金属元素。对人体有害的化学元素则有镉、砷、铅、汞等。西医学还发现，微量元素的多少跟癌症、心血管疾病都有关系，比如海米、小麦、大蒜等食物中富含的硒就有保护心肌的作用，也有解毒和制止癌细胞发生的作用。锌是人体很多酶的组成成分，是构成多种蛋白质必不可少的元素。锌和锰是组成脑垂体、胰腺和性腺的关键成分，能加强心脏功能，维持内分泌正常，有抗衰老的作用。铬元素能促进葡萄糖的利用和胆固醇的排出，缺铬易患动脉硬化等。这些微量元素人体自身是没法产生的，只能靠食物来补充。

现在，我们的农业生产力很强，市面上的食物种类很多，也很充足，要做到营养全面均衡并不难。把我们现有的一些饮食习惯稍作调整，我们就拥有更符合健康原则的养生饮食习惯了。下面我列举一些饮食小原则，供大家借鉴。

米、面作为我国人民最基本的食物，现在加工种类也很多，在选择的时候，少选择精加工的米或面粉，多吃糙米和混合面制品。糙米留了更多的营养成分，富含钙、维生素和蛋白质，还有解毒的功效。多吃各类面粉能调节消化系统和肠胃功能，还能防止过度肥胖、胆固醇增高、动脉硬化和心肌梗死等疾病。

日常炒菜煲汤，多用纯植物油，尤其是百分百的玉米油、茶油、花生油，这些油的胆固醇含量低，而且也富含微量元素，对健康更有利。

蔬菜和水果要多吃，它们能给人体提供大量的维生素和微量元素，可以作为日常食物的主要构成之一。不要在饭前和饭后立刻吃水果，以免引起发酵作用，不利于消化和吸收。水果最好在正式吃饭前或后半个小时吃。

现在，各种肉食非常常见，从猪肉、羊肉、牛肉到鸡、鸭、鹅和各种鱼类，我们就是一顿饭换一种肉菜，都能换上那么一阵子不重样。但是肉还是不要吃太多的好，根据身体情况，适当在日常饮食中添加一定量的肉食就可以了。在肉类食物中，多选择鱼肉。有句形容动物的营养价值的话说：地上跑的不如天上飞的，天上飞的不如水里游的。也就是说猪、羊等家畜的肉，不如鸡、鸭等禽类，而禽类的肉不如鱼肉好。有研究表明，多吃鱼的人能较大程度地避免衰老性疾病，比如心脏病、癌症、关节炎、支气管炎和糖尿病等。海产品也有很多好处，一些多脂肪的鱼体内含有一种特殊的脂肪，也就是我们常说的鱼油，这种油能"稀释血液"，起到保护动脉血管、预防血栓形成、降低心肌梗死和中风等疾病的发生率的作用，所以多吃鱼和海产品，对健康更有利。

日常很多调味品对菜有调味作用，像盐，被称为百味之首，所谓"好厨子一把盐"，这盐用得好不好可是能体现厨师做饭水平的。不过我们日常吃饭时，少用盐、味精等调料更健康。做菜或者喝饮料时，我们还可能用到糖，在所有甜味口感里，糖精要少吃，精制白糖、红糖可根据情况选择使用，如果可以的话，多用蜂蜜替代各种糖更好。

平常多喝水，尽量喝温开水。可以多喝茶，包括绿茶、红茶、普洱茶等，少喝咖啡及可口可乐。各种茶饮料有不同的功效，可根据季节和自身体质情况，选择合适的茶饮。吃饭前和吃饭过程中，尽量少喝饮料，以免稀释胃液，妨碍消化。

在补充蛋白质的时候，还可多喝豆浆，豆浆为植物蛋白、优质蛋白，有很高的营养价值。少喝牛奶或乳制品，牛奶和乳制品的脂肪含量较高，热量比较大，食用太多容易发胖。

有些食物是不能同时食用的，它们可能会发生相互作用，影响食物的营养作用或危害人体的健康，要忌口。比如豆类跟鸡蛋或酸奶不要一起吃，柠檬不能跟醋或西红柿一起吃，人参不能跟萝卜一起吃等等。

在传统中医学里，五味与人的五脏相对应，五味中酸、苦、甘、辛、咸，对应人体肝、心、脾、肺、肾五脏。比如酸入肝，苦入心，甘入脾，辛入肺，咸入肾，这五味对五脏有一定的补益作用。所以，我们也可以根据季节变化，来适当调整饮食，起到养生的作用。

春季是生发的季节，这时节最适合养肝，酸与肝相应，可增强肝脏的功能。但是这季节如果吃太多酸性食物，又很容易伤害到脾胃功能，所以春季在吃酸味食物的时候，也应该多吃一些甘甜补益脾胃的食物。夏天心为主脏，苦味与心相应，可多吃苦味食品。但是苦味太重又伤肺气，所以还需要多吃点辛辣食物来助养肺。秋天肺为主脏，辛味与肺相应，但这个季节北方开始干燥，不适宜再吃太多辛辣食物。而且辛味过重会伤肝，这时可多吃点酸味食物来养肝。冬天肾为主脏，咸味对应肾脏，可适当多吃。为了避免咸味过重而伤心，还要用苦味食物来调节一下。

介绍季节饮食养脏法，就是希望大家把握住一个原则，饮食不要偏，要全面才更养生。所谓"因时之序"，就是根据季节气候特点，选择有利于维护健康的食物。

※ 食饮有节，注重质量

以前人们因为粮食不足，吃不饱肚子，导致营养不良，患上各种病，如消瘦、水肿等，现在的人们却因为食物丰盛，营养过剩，同样患上各种病，如高血压、高血脂、高血糖等所谓的富贵病。有统计表明，在标准体重以上的人，寿命会随着体重的增加而缩短，体重相对低于平均体重的人，长寿的概率更高。不过，并不是越瘦人就越长寿，实际上最长寿的人还是比标准体重重10% ～ 25% 的人。很多养生专家都研究过营养和长寿的关系，大量实验表明，摄入低热量的食物，会延长寿命，但不是说节衣缩食就一定能长寿。我们平常的饮食除了要五味中和、营养均衡以外，还要注意量的摄入，要做到饮食有节，注重质量。换句话说，就是吃少点，但是要吃好点。

现在市面上有很多食物都是高热量、高脂肪的，有些专家把这类食物称为

"垃圾食品"，也就是说，它们虽然能填饱肚子，为高热量、高脂肪食物，但不见得是高营养。我们人体需要的营养物质很多，但这类食物大都只能提供糖、淀粉和脂肪，吃太多不但不能强身健体，反而对健康不利。

除了"垃圾食品"要少吃，就是那些好吃的、健康有营养的食物，吃起来也都得有个度。曾经有新闻报道，说在大闸蟹和海鲜大量上市的秋天，很多人因为不加节制，狂吃螃蟹和海鲜，结果患上急性肾功能衰竭，心、肺、肝、肾以及凝血系统都出现危险情况。有些人可能觉得吃东西，哪还能把人吃出问题、吃死了的，可现实就是有因为饮食过度而丧命的人。

日本科学家曾做过研究，发现男性如果经常吃得过饱，就会让身体对癌细胞的抑制活力下降，增加患癌症的概率。还有一项研究表明，人的甲状旁腺激素分泌量，跟人的饮食量成正比，如果长期饮食过量，会刺激身体的甲状旁激素分泌增多，这会让人体骨骼过量脱钙，很容易导致骨质疏松症。而且饭量总是过量的人，会影响胃的健康。如果胃有了问题，那么人要做到健康饮食，可就不容易了。所以，从年轻时起，人就应该养成良好的进餐习惯，每餐饭吃七八分饱就好，尽量吃有营养的食物，但千万不要贪多。

在就餐习惯上，我赞成很多专家提出的"早餐吃好，午餐吃饱，晚餐少吃"的建议。这种饮食建议是根据人体规律提出的。经过一夜睡眠后，人在早晨起来后如果不吃早餐，就会损伤胃气，让人虚弱。如果没有足够的食物和能量支撑，人一天的活动都可能受影响，因此早餐一定要吃，而且要吃好，为一天都有饱满的精神状态做准备。

经过一上午的学习和工作，到中午的时候，人体消耗已经挺大了，这时要尽量吃饱肚子，一方面补充体能，另一方面也为晚上少吃一些做准备。晚上为什么要少吃呢？因为晚饭吃过之后，很多人都很快上床睡觉，身体进入休息状态。这时如果吃得太多，就影响消化和睡眠质量。

正常的饮食之外，还有很多极富养生价值的食物，建议大家在饮食中适当增加它们，给自己的健康提供更多的保障。首先来说说"食物三宝"，这三宝指的是苹果、绿茶和豆浆。

苹果：又被称为"平安果""大众果"，它的品种很多，营养价值也非常高。苹果里的维生素C能保护心血管，还能生津止渴、益脾止泻，具有和胃降逆的功效。苹果还能防癌，防止铅中毒，既能减肥，又能帮助消化，经常吃还能防止中风，是水果中最适宜常吃的一种。

绿茶：含有丰富的维生素，而维生素是六大营养素之一，绿茶中的茶多酚具有抗癌功效，以及提高血管的韧性，绿茶里面的氟能坚固牙齿。茶有"上清头目，中消食滞，下利二便"作用。绿茶性偏寒，脾胃虚弱的人，可以在茶里加一片姜，就可以喝了，或喝红茶。

豆浆：是我们的传统食物，近些年人们发现大豆的营养价值很高，它含有强大的抗氧化物，能促进细胞的抗衰老作用。大豆含有优质蛋白，又没有脂肪，很适宜补充蛋白质。大豆里有 5 种抗癌物质，能预防很多癌症和老年性疾病，其中的异黄酮是预防乳腺癌和肠癌的有效物质。大豆还能预防男性前列腺炎，预防乳腺癌，对健康的好处很多。所以，经常喝一杯豆浆，要比吃很多其他东西更有营养。

除了这"三宝"之外，还有很多对健康长寿有利的食物。比如大蒜，研究者发现大蒜的化学成分非常复杂，其中大蒜素具有强烈杀菌作用，对葡萄球菌、痢疾杆菌、霍乱弧菌和大肠杆菌都有杀灭作用。大蒜素还具有抑制体内亚硝酸盐转变成亚硝胺的作用，可激活巨噬细胞吞噬癌细胞，起到防癌作用。大蒜还具有降血压的作用，可减少心脏病的发病机会，还能促进胃酸分泌，常吃大蒜对于胃酸减少或缺乏的患者很有好处。

海藻：是公认的治疗佝偻病和甲状腺功能障碍的最佳食物。科学家们还发现，海藻能预防心脏病、高血压、高血脂及某些癌症，它富含的硫酸多糖和食物纤维还有助于废物和毒物的排泄。因此，餐桌上可以适当多添一道海藻类菜肴，保证我们吃得更健康。

酸奶：含有丰富的钙质、磷、维生素 B_1 和维生素 B_{12}，这些物质都有利于神经系统的康复，能恢复肠蠕动，增强免疫系统。经常腹泻的人可多喝酸奶，它的益生菌会改善肠道功能，预防急性结肠炎或结肠癌。酸奶还可改善皮肤，它含有的可溶解纤维能降低胆固醇，日常饮用，好处很多。

说到饮食要有节制，还建议大家养成良好的饮食习惯，戒烟节酒，多喝水、喝茶，少吃刺激性食物，这都是对身体有利的。

我们国家有着历史悠久的饮食文化，在养生方面有人曾概括过健康长寿的饮食规律，特别适合老年人养生，对年轻人也有一定的借鉴意义。这就是：食量少一点，质量好一点；蔬菜多一点，品种杂一点；菜要淡一点，口味香一点；饭菜软一点，饮食热一点；粥可稀一点，吃饭慢一点；早餐好一点，晚餐早一点。这个饮食规律和我强调的两个饮食原则非常一致。不管是饮食养生的两个原则，还是这 12 个"一点"，只要日常坚持做到了，相信大家都能从中获得更多的好处。

养生莫善于习动

前面我们说过人如果缺乏运动，就会出现很多健康问题。早在古时候，我们的祖先就明白要想身体健康又长寿，那就得多活动，让全身的血气活跃起来。华佗说："人体欲得劳动，但不当使极耳。动摇则谷气得消，血脉流通，病不得生，譬犹户枢，终不朽也。"华佗拿门轴做比喻，说明人要动，就能消化好，血脉流通，才不会得病。孙思邈还强调："养性之道，常欲小劳，但莫大疲及强所不能堪耳。"也就是说，要动，但不能动得太过。明代李梴编著的《医学入门》里说："终日屹屹端坐，最是生死。人徒知久行久立之伤人，而不知久卧久坐尤伤人也。"这里明确指出，整天静静地坐在那里，最容易让人患病死亡。人都以为站得太久、走得太累会伤害身体，却不知道经常躺着、坐着更伤人。

我就听到过一个故事。有个学生读初中、高中的时候，特别勤奋，每天早起学习，晚上又睡得晚。小伙子觉得这种生活很累，也的确累。后来他考上大学，学业没有以前重，就经常在宿舍睡懒觉。有一次他跟室友打赌，说能睡一个礼拜不出门，让室友帮他带饭。结果他就真的整天躺在床上，除了上厕所下床外，连吃饭都在床上吃。刚开始一两天他还很高兴，觉得这日子真舒服，可是到了第三天、第四天，他就觉得有点不对劲了，身子越来越懒，饭也吃不下，浑身没有力气。室友发现他不大对劲，劝他赶紧起床，别这样闷在宿舍里了，他还倔强地说没事。再过了两天，他自己也开始担心了，因为下床上一次厕所，他都会气喘吁吁，浑身简直软到不行。最后在室友帮助下，他开始恢复运动，才慢慢缓过来。

很多人觉得躺着肯定舒服，这其实是在身体经过劳累之后才会有的感觉，要是身体一直静止不动，老躺着就不会舒服了。

从西医学来看，适量的运动也是必需的。因为运动可以促进身体的新陈代谢，让各个器官都充满活力。特别是心血管系统，经常运动会让心肌收缩增强，能改善血液循环，这样对于防止心脏病和动脉硬化很有好处。适当运动还能改善呼吸系统功能，肺活量增加的话，人体体内的氧气就充足，这样人才会精神饱满，记忆力也会增强。运动还能让胃肠道的分泌和蠕动功能增强，这不但能促进食欲，还能改善消化与吸收功能。对脑力劳动者来说，适当的运动尤其有好处：一则运动能缓解大脑的紧张，让大脑皮层获得良好休息；二则运动可解除神经的紧张焦虑感，有助于睡眠，利于大脑恢复功能。因此，古人就提出"养生莫善于习动"的观点。

那么，怎么做才能让我们的身体既动起来又不至于过度劳累呢？传统的中医养生健身术如太极拳、八段锦，不仅动形调身，而且还要求配合调匀呼吸，以及恬惔虚无，所以健身效果特别突出。

※ 调身、调息、调神

道家养生很讲究"调"，也就是要善于调理才能保证健康。都调什么呢？道家给出的答案是：调身、调息和调神。

所谓的调身就是调节身体，让身体动起来。调息是指调匀呼吸，这是道家养生的一个独特方法。神，在中国古代被看作是人的灵性，如果人没有了神就成了"行尸走肉"，也不会活多久。这个神就相当于我们所说的精神，调神就是要调节人的精神，掌控人的情绪。

中国传统医学和哲学都把人看作是肉体与精神相结合的整体，也就是"形神"统一的整体，因此中医学从来不会割裂地对待肉身和精神。有经验的老中医在给人看病时，除了观察患者的身体情况外，都会了解患者的精神状态，比如最近是不是碰到什么烦心事了，或者是不是受了什么刺激，这就是"形神"统一观念的反映。

人既然是形神不分的，那么养生也就要这两方面都兼顾才行。道家推崇的养生就是"外练筋骨皮，内炼精气神"，要既练身体，让筋骨强健，也要修炼内在的精气神。在这里，我们就详细谈谈平常生活里该怎么练形、调息和养神。

古人认为练形可修习导引术，也就是主动运动，让骨骼、肌肉都得到锻炼。在古代比较常见的导引方法有这么几种，最早的五禽戏，相传是华佗所创；还有八段锦、太极拳，这些功法都不是剧烈运动，是根据身体的自然运动规律来进行的，是有益身体健康的。

这种身体的锻炼法跟我们现在所说的有氧运动差不多。我们很熟悉的百米赛跑，还有跳远、跳高这种需要爆发力的运动，一般都是无氧运动。人在进行无氧运动的时候，因为动作太突然、太激烈，身体得不到足够的氧气，就会进行不完全的氧化反应，这个反应会让人身体里产生乳酸等代谢物。同时，突然剧烈运动，人的心、肺会尽力向肌肉提供氧气，这样人体的其他器官，像大脑、肝脏、肾脏和肠胃等都会处于一种缺氧状态，所以剧烈运动不利于养生。

有氧运动就不同了，那些动作舒缓的运动能激发心肺功能，但又不至于让人体其他器官缺氧，而且运动过程中人的呼吸加大，体内氧气充足，这就达到了健身养生的目的，又没有损耗身体。

调息，就是调整呼吸。道家最常见的调息方法就是练气功，包括一些独特的吐纳法、伏气法。不过道家修习的这一套对我们普通人来说，是有点难度的，而且练气功如果修炼得不得法、不适当，也会给身体造成损害。我将古人常用的一些简单调息方法进行了整理，在这里列出来，大家可根据自身情况选择练习。

经常在室内活动的人，可选择空气清新的时候到窗外练习一下呼吸。对着花草树木等让人心情愉悦的植物，站稳了，然后让心情平静下来，慢慢用鼻子深呼吸，肺部尽量鼓起来，呼气时可用嘴巴慢慢往外吹，要尽最大的可能将肺部气体呼空。就这样反复做，会有很好的效果。

大多数时候，人们的呼吸都是比较短促的，时不时地静下来做几个深呼吸，不但能缓解紧张情绪，调节身心节奏，还一点都不费事，不耽搁我们做事，非常简便实用。

调神可能是这几点养生法中最抽象的一个了，但也没有什么很难、很复杂的，其实就是调养我们的情绪和精神状态。

人有情绪，这是自然现象，而且大多数情况下，人的情绪也有周期，会随身体的变化而变化。可能有些人感觉比较深，就是一个月总有那么几天，会莫名其妙地情绪不好，这就是情绪周期。

前面已经提到过情绪对人体健康的危害性，在这里我重点强调一下怎么维护好心情、好情绪。

首先就是要经常放空一下自己的心灵，把所有必须解决的事情先放一放，让心静下来。人如果经常能保持心灵的平和，那么就不容易被各种情绪左右了。

如果碰到不良的情绪，可以尝试用一下情绪相克的方法缓解不良情绪。

宋代有一位名医叫张从正，《儒门事亲》里有一则关于他的小故事，就是讲利用情绪相克来给人治病的。故事说一位妇女患上失眠，怎么都睡不着，脾气也很糟糕，家里人请了很多医生来诊治，都没有效果。听说张从正医术高明，这家人就把他请来给这位妇女看病。张从正把过脉，问了情况，又仔细观察一番后，心里有了谱。他私下对这妇女的丈夫说，她是思虑过度，导致脾气自困，不能疏解，所以引起了失眠。要想治好她的病，需要她的家人配合一下。

跟妇女的家人商量好以后，张从正就住了下来，整天在家里大吃大喝，待了有七八天才告辞。走之前他当着那妇女的面要了大量诊费，却没开一张药方，就那么甩甩袖子走了。那妇人看到这情况非常生气，对着家人大发脾气，愤怒中她出了一身汗，火气消了以后，累得倒在床上就睡了。这一觉醒来，失眠的问题就好了。

中医学认为，人的情绪对应五脏，而情绪之间存在着相应的生克关系，比如怒克思、喜克悲、思克惊（恐）、悲（忧）克怒、惊（恐）克喜，张从正就是利用妇女的怒气，治疗她多思多虑造成的伤害。所以，当某一种情绪太过时，可利用相克的另一种情绪来调节。比如忧郁悲伤的话，不妨想些开心的事情，或者看一看戏剧片，让欢喜的情绪缓解忧伤；或者惊恐过度时，不妨进入思考状态，这样就会调节平衡情绪了。

这种利用情绪相克的方法可以调节情绪，恢复情绪，但我们不能因此就认为人可以放纵自己的情绪。毕竟"以情制情"是为了阻止某种情绪过激而伤人的，人终究只有在情绪平稳的状态下，才能心态良好，心神安宁。所以，炼神，还是修炼心态平和最好，平常少生气，少激动，不要高兴起来得意忘形，悲伤的时候无法自拔，这才是健康长寿之道。

※ 简便易学的全养生操

练五禽戏、太极拳等强身健体的功夫需要特别的时间，对环境也有一定要求，可作为一项常规的运动来进行。日常很多闲散时间，我们也可以拿来做养生操。全养生操是我根据古代导引图，结合现代人身体状况、工作及生活习惯研创的，其特点是简便易学，安全有效。不受时间、地点的限制，只要有空、有机会，就能做一做。这个操适合各个年龄层的人，有很好的保健强身功效。

浴面法：先将双手搓热后，两手掌由鼻翼旁迎香穴按摩至睛明穴，再上擦至印堂穴（图 11-1）、往后按摩至两额太阳穴（图 11-2），过两耳前下擦回到鼻翼。如此上下左右按摩 8 ~ 32 次，有提神醒脑、提高学习、工作效率的作用。

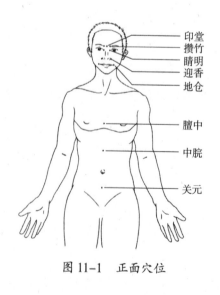

图 11-1　正面穴位

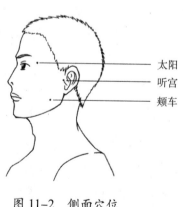

图 11-2　侧面穴位

按揉面部穴位法：以双手中指或食指螺纹面，分别吸定在穴位上，从迎香穴开始，依次是睛明、攒竹、太阳、听宫、颊车、地仓穴（图 11-1、11-2），作小幅度的揉动，使着力部位带动该处的皮下组织，作反复不间断的、有节律的、轻柔缓和的回旋揉动。每穴按揉 8～32 次。有提神醒脑、防治感冒和面部五官疾病的作用。

梳头法：先用双手指端轻击头部 1 分钟，再以手代梳，将两手指插入头发正中，从前发际梳到后发际，梳理 16 次，两侧 16 次，可以改善头皮血液循环，进而促进头发生长，防治头发早白、脱落，以及健脑等作用。

震耳法：以两掌心按耳，一紧一松地按压，借助空气震动耳膜，本人可感到"嗡嗡"声响，反复按耳 32 次，再堵耳片刻，突然松开。有健脑益智、聪耳明目作用。可防治耳鸣、耳聋、神经衰弱、健忘等。

擦风池法：将双手搓热后，俯头，将双手置于颈项部风池、风府穴处，来回擦动 32 次。有提神醒脑、防治感冒、头痛及颈椎病的作用。

揉膻中法：先以左手掌根贴于膻中穴（图 11-1）上，逆时针方向揉 32 次；再换右手顺时针揉 32 次。有宽胸理气，防治胸闷、胸痛、心悸、噎膈、呕吐、咳嗽、气喘等作用。

摩腹法：以单掌或叠掌摩脘腹，以中脘穴（图 11-1）为中心，做顺时针环形有节律的抚摩 32 次，至温热为宜，有健脾和胃的作用。特别适合于老年人及慢性消化系统疾病患者。

揉关元法：先把左手掌置于右手掌下，掌根紧贴于关元穴（图 11-1）上，逆时针方向揉 32 次。再换右手紧贴于关元穴，顺时针方向揉 32 次。揉至有热感时效果佳。本穴有强壮作用，为保健要穴，可治疗遗尿、小便多、遗精、阳痿等。

擦肾俞法：两手掌紧按两侧腰部肾俞穴（图 11-3）位置，由上而下擦至腰骶部，反复擦至有温热感即可。有壮腰固肾作用，可治疗腰痛、夜尿多等症。

按揉足三里法：两手拇指分别按同侧足三里穴（图 11-4），其余 4 指附于小腿后侧，向外按揉 32 次左右。足三里为保健要穴，有提高机体免疫功能的作用，还可治疗痿证、痹证、痛证等。

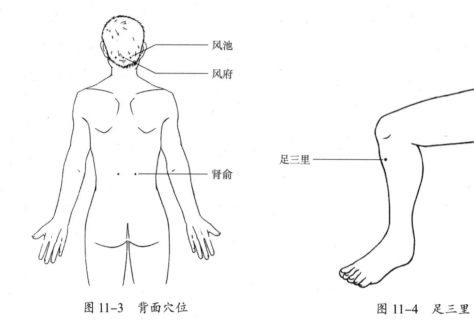

图 11-3　背面穴位　　　　　　　　　　图 11-4　足三里

擦手脚法：按经络走向规律，先用右手掌擦左上肢，按照上肢内侧由上往下、外侧由下往上，擦 8 ～ 16 次；然后用同法左手掌擦右上肢，同样擦 8 ～ 16 次。擦下肢则外侧由上往下，内侧由下往上至腹股沟回到腹部，亦擦 16 ～ 32 次。有疏通经络、调和气血等功效。

擦涌泉法：先将两手掌擦热，然后一手托住足背，屈曲小腿，另一只手擦摩脚心涌泉穴（图 11-5），若配合间断点按涌泉穴，效果更佳，再换手擦摩另一只脚心涌泉穴，有保健和防治神经衰弱、失眠等证的作用。

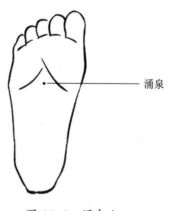

图 11-5　涌泉穴

高者其气寿，下者其气夭

道家有"道法自然"的理念，这个理念认为，人是否健康长寿跟生活的自然环境关系很大。现代研究也表明，那些长寿老人特别多的地方，大都是自然环境相当好的地方，比如中国广西的巴马地区，肇庆的鼎湖区，日本的一些山区，还有俄罗斯高加索地区，都是风景很好、几乎没有任何污染的地方。

人在良好的自然环境下更容易长寿，这是因为森林、海滨、山区或者农村这样的地方，空气中含有大量对人体健康有利的氧气、负离子，其中的负氧离子对人体最为有利。处在大量负氧离子环境下，人会感到心情平静，精神舒坦。医学研究证实，空气中的负氧离子可以改善呼吸、加强新陈代谢、促进血液循环，还能调节神经、提高人体免疫力。因此，经常去野外活动，呼吸新鲜空气，呼吸空气中的负氧离子，是非常好的保健延寿方法。

《素问·五常政大论》说："高者其气寿，下者其气夭。"高指的就是空气清新、气候寒冷的高山地区；下是指地势凹陷或海拔较低的平原地区。事实上，"高者气寒"，那些高寒地区的植物生长缓慢，生长期长，寿命也长一些；热带地区，"下者气热"，植物生长较快，但寿命也相应短一点。人和动物也有类似情况，高寒地区的人成熟缓慢，而热带地区的人成熟相对早一点。根据一些寿限理论，人的寿命和性成熟及生长期有关，性成熟越早，生长期越短的，寿命就短，反之则长。

因此，多去户外、野外活动，远离空气污浊的大都市，多呼吸新鲜自然的空气，更有利于养生。旅游，恰好能达到环境养生的目的，是一种相当不错的养生选择。

※ 从观光旅游到养生旅游的发展

很多人都知道旅游是一种有益身心健康的户外活动，历代养生家都提倡人们远足郊游，投身在大自然中，欣赏自然美景，怡情养性，同时让身体运动起来，强身健体。旅游与健康有着千丝万缕的关系，不过真正将旅游上升到"健康旅游"的层面却是近几年的事情，这中间大概经历了三个阶段：

一是观光旅游：俗话说："读万卷书，行万里路。"最早人们出门旅游是因为可以走出家门，一览大好河山的壮丽景色，这不但能开阔眼界，增长见识，还能让自己的心灵和思维变得开阔。所以，很多人投身旅游的主要目的是去外面看看新鲜，至于旅游带来的活动筋骨、舒畅情志等作用都是一种附属"产品"，不是主要的目的。

二是休闲旅游：随着经济发展，大家的生活日益改善，温饱的问题已经解决，很多人开始追求生活品质，通过各种有益的活动增添生活的乐趣。在紧张的工作之余，人们有意识地到风景优美的地方去游玩，投身到大自然，呼吸着新鲜的空气，让自己的心情放松。旅游时，生活节奏变慢，身体和精神都能得到一定的恢复。这种旅游就附加了一定的养生意识了，但还处在养生旅游的初级阶段，是单纯依靠自然资源来达到养生目的的。

三是养生旅游：这样的旅游就蕴含了更广泛、更深刻的内涵，旅游出行的动机就是以养生保健为主要目的的。养生旅游除了对优美的自然环境有过硬要求外，更注重的是旅游过程中养生活动及各种养生项目的体验。在欧洲，很早以前就有人专门去温泉区度假，度假的目的就是泡温泉养病或养生，这就是一种养生旅游。现在，很多发展旅游业的地方利用自身的天然优势，把环境与相应的养生项目结合，集观赏、康体、娱乐、生活体验融为一体，就是对传统旅游的延伸，也就是现代意义上的养生旅游。

旅游本身的这种变化，实际反映的是人们对生活要求的变化。养生旅游的出现是旅游文化、旅游品质的提升，也是当前社会对养生保健的需要，这种旅游趋势将是一种必然的发展。因此，大家在选择旅游地的时候，可考虑跟养生相关的旅游方式。

首先，选择旅游地时，可选择那些环境优美、气候宜人的地方，避免去一些拥挤的或环境受污染的地方。在优美洁净的自然环境里，人容易放松身心，让身体充分得到休养，有利于调节亚健康状态、恢复精力。

其次，可以选择具有养生功效的地方旅游。像一些温泉疗养地之类的地方，就是相当不错的养生旅游目的地，在这些地方，不但可以欣赏美景，还能进行康复休养，一举两得。

另外，长途旅行需要提前做好各种准备，相对麻烦一些，日常中很难经常这样出行。那么，在周末或者闲暇时间去近郊或环境优美的公园散散步，运动一下，也是一种短途健康旅游。总之，经常找机会融入大自然，亲近自然，是有益而无害的。

※ 从顺境养生到造境养生的变迁

从古至今，人们生活的环境不断发生变化，人的生活条件也逐步改变，养生观念也随着历史的变迁而变迁。当我们所处的自然环境、社会环境都发生改变时，相应的养生观念也需要与时俱进，加以调整，这样才能适应现代环境，跟现代生活相一致，最终满足养生的需求。

古代以农业为主，城镇较少，当时的自然环境大都保持着原生态，青山绿草溪流多，蓝天白云阳光灿，空气清新，生活节奏也慢。在这样的环境下生活，养生只要顺应着外界气候的变化就行，我把这称为"顺境养生"。

工业革命以后，机械的发展给人带来更大的改造自然的能力，随后经济飞速发展，城镇化不断扩大，人们的生活也发生了天翻地覆的变化。天然的自然生态逐渐淡出人们的生活圈，人们更多地生活在人为制造的城市里，但城市发展严重破坏了自然环境，人与自然之间的那种平衡状态被打破。在城市中，环境污染导致的疾病不断增多，尽管现代医疗水平不断提高，可各种疾病和亚健康问题仍然困扰着、威胁着人们的健康和生命。

面对这样的现实，有些人选择离开城市，去自然环境相对较好的农村或工业化程度不高的城市养老。比如很多人喜欢在海南岛买房过冬，冬天离开环境寒冷的北方，夏天去气温适宜的地方，这就是我要说的"择境养生"，选择适宜的环境来养生。可以说，这种养生法是对环境变化采取的一种应对措施，不同于以前顺应环境的养生法了。

人随着工业的发展，环境破坏日趋严重，现在很多农村的空气、土壤和河流都出现较为严重的污染，很多地方甚至变成了吓人的"癌症村"。这种环境污染不可避免地通过食物链，把那些有害物质经过粮食、蔬菜和肉类，进入到我们人身上，影响、危害着人的健康。如果这种情况不改变，那么"顺境养生"就很难做到，"择境养生"的成本又比较高，普通人没法施行，这可怎么办呢？这种情况的时候，我建议大家选择"造境养生"，也就是通过我们的主观能动作用，为自己打造一个健康的生活环境，减少各种危害。

孙思邈在《千金翼方》里描述"背山临水，气候高爽，土地良沃，泉水清美"，这样的环境最有利健康。所以造境养生就是创造这样的环境来养生，它实质上还包含下面几个方面的内涵：

其一，从自然环境来说，改善遭到破坏的自然环境刻不容缓。我们的政府和民众都已经意识到这个问题，并通过各种途径和努力来改善目前深受污染的自然环境。比如，通过植树造林、禁止滥砍滥伐，为大自然增添更多绿色，以改善空气质量；通过环保措施，降低碳的排放量，像少开车，提倡绿色出行，为地球增添活力；还可发展污染小的技术工业，减少工业带给环境的污染。阳光、空气和水是生命的源泉，是生命赖以存在的根本因素，我们每个人身处其中，都该为改善环境贡献一分力量。

其二，从社会环境来说，要尽量创造养生的环境和意识。现在很多人生病，或者由小病发展成大病，甚至变成不治之症，很大一部分原因就是缺乏养生意识，不懂正确的养生方法。很多人在生活中恣意透支健康，结果危害自身。因此，宣传正确的养生观念和养生方法，营造良好的养生环境及氛围，对预防疾病，降低大病、恶病的发病率，以及提高全民健康水平有着极其重要的意义。

其三，从居住环境来说，营造适宜的家居环境，减少恶劣环境的危害，以达到养生的目的。一般来讲，空间越小的房间，空气越容易污浊，长时间居住在这样的房间里，人的心情很容易受影响，变得抑郁不安，不利于健康长寿。住房面积大一点，生活内容相应丰富些，人住在里面舒适感会加强，更有利于身心的健康。

不过，不是所有人都能住进大房子的，那么，营造适宜的居住环境对我们普通人来说就变得尤为重要了。在营造家居环境、让居室更利于养生和健康方面，大家可考虑用以下几个方面来提高居室的舒适程度。

第一，保证居室内良好的通风换气，这是改善居室内微环境最重要的举措。事实证明：房间的通风状况越好，房间内的空气质量就越容易改善。如果房间长久不通风，那么细菌和病毒量会成倍增长，让人患上外源性疾病的概率就会大大提高。从各种检测结果来看，房间越大，窗户越多的越容易通风换气。如果房间较为狭小，那么就应该延长开窗换气的时间。在大雾、大风等恶劣天气里，不适宜开窗换气，如果因为房间里有异味必须开窗，应尽量缩短开窗时间，不要让室外浊气影响了室内。

第二，留意居室内的温度变化，保持适宜的室内温度。合适的温度让人心神安宁，有利于延缓衰老。过高的温度会让人心情烦躁，体能消耗增大，但如果室内温度过低，也会对健康不利。有实验证明，如果室温低于16℃，老年人的呼气温度就会随之下降，抗感染的能力也变低，这时人很容易患上呼吸系统的疾病。如果温度低于12℃，人就容易四肢发冷，诱发心肌梗死、高血压和脑血栓等疾病。所以，要留意室内温度，最好保持在20～22℃之间，不冷不热的感觉最好。

第三，居室里应当保持一定的湿度，不能太干燥。北方的冬天气候寒冷，室内需要用暖气取暖，这样室内环境就会变得干燥，有时室内相对湿度会低于10%。干燥的空气会刺激呼吸道黏膜，引发咳嗽，对健康不利。但室内的相对湿度过高，比如超过70%，也就容易滋生真菌，诱发过敏性鼻炎、哮喘或过敏性疾病。所以一般室内相对湿度保持在40%～50%之间最好，这种湿度最有利于人体健康。

第四，选择恰当的花草和盆景，美化居室环境。美丽的花草一方面能让人心情舒畅、愉悦，还能净化空气，增添居室里的湿度，对居室小环境有一定调节功能。因此，根据个人喜好和花卉的不同功能，选择适当的花草或盆景来装饰居室环境，改善居住条件。

第五，房间的布置会影响居住效果，还会间接影响到健康。因此布置房间的时候，要根据居室结构来安排，最好能留出足够的通风空间，家居物品要安排得当，摆放整齐，干净、整洁的环境有利于健康。

第六，电脑、电视、冰箱和微波炉等家电产生的电磁辐射有害健康，因此在摆放时最好远离卧室和日常起居的地方。家里也不要积存垃圾，应该及时清理室内垃圾，以免细菌、真菌滋生，危害健康。

现在的自然环境和社会状况都需要我们造境养生，这是符合现代社会发展现状的养生方法，也是健康所需的养生理念。只有通过不断的主观努力，我们才能保持身体和心理的健康，才能延缓衰老，实现长寿的目标。

养生不仅仅是某一个方面的养生，而是一个系统工程，除了要根据生命的生长、成熟，以及衰老的规律来养生，还要从品德修养方面、日常生活等等方面着手，这样全方位的养生，才能延缓衰老，即使老了也能健康长寿，不受各种疾病的困扰。

第五篇

寿敝天地

　　生命至贵，健康唯一。人类的健康长寿，一直是我们亘古不变的追求。"寿敝天地"，敝，尽也，说的就是寿命要与天地一样长长久久，可谓是对这一理念的准确表达。

　　随着社会的发展、人类的进步，人们对生命的认识越来越深刻，对衰老和长寿也进一步做出了更科学、更准确地阐释。在我们开始追求"大健康"和生命长度的基础上，还必须追求生命的质量，力求让自己把长寿梦变成现实。这一梦想既是人类延续的生命追求，也是我们新时代养生学者和中医专家的神圣使命。

　　总之，《全养生》传递给读者朋友们的是科学养生的方法、合理养生的路径。按照大健康理念的要求，实现《黄帝内经》中所说的"长生久视"目标，寿臻天年！

第十二章
大健康

曾经有一场历时 3 年的"全球大讨论"对 21 世纪的各种情况进行了探讨，各界人士包括数十位诺贝尔奖得主和各界精英都参与了这场讨论，他们最终得出一个空前一致的答案，那就是：21 世纪，健康将成为人类的头等大事。

可是反观现状，人类健康却依然不容乐观，各种慢性病和亚健康问题成为困扰人们的大问题，很多国家和人民还是面临着各种病痛折磨。那么，怎样才算健康，怎样才能保证健康，就成了科学研究和医疗专家思考的大问题。要回答这个问题，就得关注目前的新话题——大健康。

何为大健康

要说大健康，必须先搞清楚健康的含义。

作为人类永恒的主题，健康在任何时期都是一件大事。随着社会发展，健康越来越受到人们的重视，健康概念也逐步发展完善。下面我谈一下健康概念的变迁，大家就会明白什么才是真正的大健康。

※ 健康概念的变迁

历史上，医疗水平是由低到高发展的，各个时期存在差异。由于人们对健康和疾病预防的认识不同，健康的概念随着认识一直在变化。拿美国来说，19世纪的后半期，人们认识了细菌和病毒，知道各种细菌和病毒会给人带来疾病，这时候，外科消毒、改进公共卫生环境，就是人们确定的一个健康内容。

天花疫苗也在这时期出现，给孩子接种天花疫苗就成为保证健康的重要行为。到了20世纪初期，人们研制出各种抗生素，因此细菌和病菌感染的外源性疾病基本被控制，人们的健康得到了更好的保障。到20世纪后半期，西方国家，尤其美国又出现了新的健康问题，大量的生活方式病，比如心脏病、高血压和糖尿病等，成为西方人新的健康威胁。随之健康概念也发生了变化。后来，人们又发现身体健康的人如果精神存在异常，同样不能拥有幸福人生，健康的概念再次发生变化。概括来讲，20世纪人们对健康的定义大致经历了这么三个阶段，每个阶段都有自己的主流观念，而健康概念也在这种演变中逐渐完善。这三个阶段的健康定义分别是：

无病就是健康——这是1948年世界卫生组织（WHO）成立之前的主流认识，也是过去人们认可的一个健康概念。不过，不生病在今天看来，只能是健康的一个指标，已经无法概括健康的所有内涵了。

健康就是个人生理、心理和社会相和谐的状态，这是1948年世界卫生组织成立时在宣言中明确提出的健康定义，即："健康不仅是没有疾病和虚弱，而是指身体、心理和社会适应的良好状况。"这个概念被称为"三要素健康"定义，它指出健康应包括生理、心理和社会适应三个方面的内容。这个定义基本上反映了健康的本质内涵，对指导人类的健康非常有意义。

"四要素"健康定义。这一定义是20世纪90年代提出的，当时全球环境污染、气候异常等问题严重，尤其是日本发生轰动世界的"水俣病事件"——日本南部熊本县水俣湾海产丰富，人们世代以渔业为主，但在1956年，当地出现了一种奇怪的病，这种病最早在猫身上发现，得了病的猫步态不稳、抽搐、麻痹，甚至跳海死去。可怕的是，随后在人身上也发现了这种疾病，轻者口齿不清、步履蹒跚、手足麻痹变形、面部呆滞、感觉障碍、视力丧失，严重者精神失常、身体弯弓、高叫，直至死亡。后经查实：罪魁祸首乃是当时拥有世界化工业顶端技术的氮肥生产企业，他们向水俣湾排放了大量含汞的废水，这种汞被水里的鱼、虾食用，在体内转化为甲基汞，通过食物链进入动物和人体内，破坏大脑神经细胞，从而发生此"怪病"。这个事件引起了人们对环境的高度重视，因此，在三要素的基础上，又加入了环境因素，从而构成了生理、心理、社会和环境四者协调一致的四要素健康定义。以这个健康概念为指导，很多发达国家积极改善环境，人均寿命达到 80 岁以上。

进入 21 世纪后，人类对健康的认识进一步发展，逐渐形成了新的"四维"健康概念，"道德健康"被引入到健康的范畴。也就是说，健康不但身体健康、心理健康，还要具有社会适应能力及良好的道德品质。在社会迅速发展的同时，人们意识到仅仅追求寿命长久还不够，还必须有良好的道德，要对自己的健康负责，同时也要对社会健康承担相应的义务，不能损害他人利益来满足自己的需要。一个健康的人要按照社会公认的道德来约束或支配自己的思想和行为，要具备辨别善恶、荣辱的观念和能力。这就是"大健康"的基本内容。"大健康"不仅是个体身体健康、无器质性疾病，其内涵还包括生理、心理、社会、环境、道德等方面。外延涉及与健康相关的教育、产品及服务等。

※ 大健康的表现

"大健康"该是一个适应时代发展、社会需求，以及人们所患疾病变化的全局性健康理念。这个健康理念不仅仅围绕人的衣食住行和各种疾病提出，更主要的是避开了各种影响健康的危险因素和误区，让人们远离各种健康问题和健康危机，从而对生命形成一个全面的健康保护。

中国传统文化讲究人与自然的和谐，《易经》提出"天人合一"的论点，《道德经》倡导"道法自然"，《黄帝内经》强调"法于阴阳"，这些理论一脉相承，讲究人与社会、人与自然达到一种和谐状态，这就是最好的人生状态和健康状态。

大健康，追求的不仅仅是身体健康，还包括精神、心理、社会和环境、道德等方面的健康，是一种全方位、立体化的多维健康。可以说，大健康概念是紧紧围绕人们对幸福生活的期望提出的，力求让人们能"生得优，长得壮，活得长，走得安"，达到高品质的生命和生活质量，最后离世时没有痛苦。具体而言，大健康就是要做到各方面的健康，体现在"寿、智、健、美、德、乐、和"几个方面。

寿：就是指高寿，能享受正常的寿命。根据一些理论，人的自然寿命在一百岁以上，可真正能活到八九十岁的人却不多，更别说百岁，而活到八九十岁的没病没痛的更少。可以说，大多数人都少活了几十年，根本没有享受到正常的寿命。所以大健康首先提出"寿"，能健康的人才能长寿。

智： 就是心智要正常。很多人一上了年纪，就容易犯糊涂，心智严重衰退，这绝不是健康的标准。还有一些人患上老年痴呆症，行动不便，生活不能自理，甚至丧失记忆而致"六亲不认"，这种生活质量，何谈健康呢？

另一方面，从年轻人的角度来看，光有身体的强壮，而没有心智的成熟，那也算不上真正的健康。鲁迅先生曾立志当医生，可他看到当时中国人精神麻木，没有生命活力，就感慨空有健康的身体而没有健康的心智，算不得真正健康完整的人，这也是大健康关于"智"的看法。事实上，一个心智健全的人、没有偏激思想的人，身体大都能保持健康。所以"智"是大健康的表现之一。

健： 指身体健康，没有疾病。一个健康的人，首先要没有疾病，不管是外源性感染疾病，还是内源性机体衰老的疾病。这也是大健康最基本的表现。

美： 就是指形体要健美，要有生命的活力。生活中充满生机、行动时身手矫健，这就是大健康"美"的表现。很多人虽然没有明显的疾病，但年纪轻轻身体就变形，让人觉得不够健康、不够美。比如青少年不注意坐姿、站姿，造成脊椎扭曲或驼背，形体不美；还有很多中年男人不注重健康饮食和锻炼，挺着将军肚，形体也不美；一些女人腰腹部肥胖，行动迟缓，这都是身体不"美"、不够健康的表现。

德： 是指品德健康，有好的人格。一个心灵扭曲的人，绝不能称为健康的人。大量的事实证明：品德对人的健康有很大影响。有德者心容天下，那些品德高尚的人，就算生活清贫，遭遇很多挫折，也能调整自己的心态、适应外界的变迁，保持健康和长寿。古话说"德高者寿"，就是对这种情况的总结。儒家大师们就强调"德"的修养，在养生上提出以"德"养生，以"仁"养生。因此，品德健康也是我们提倡的大健康的一个表现。

乐： 是从心理健康方面来谈的，也就是说，保持乐观、保持良好的心态是健康的另一个标准。情绪能反映一个人的健康状况，健康的人大都情绪稳定、心态乐观，那些健康有问题的人，最容易陷入不良情绪中，有时会萎靡不振，有时会暴躁不安。另外，情绪也会影响健康，一个心态良好、积极向上的人，就算出现了健康问题，也容易痊愈；一个经常悲观失落的人，很容易生病，而且一旦患病，还很难治愈。我在临床上也常常见到这样的例子，有的癌症病人在得知自己患癌后，不但没有哭哭啼啼，而且还乐观地安慰家里人，配合医生，调整心态，积极治疗，结果 10 多年后依然很好地活着。也有的癌症病人，在不知道病情的情况下，治疗效果很明显，当无意中知道了自己的病情后，闻癌色变，精神立刻垮掉，病情急剧恶化，不久便离世。所以我们提倡"乐"，提倡乐观、开心快乐，这才是身体健康的保障和表现。

和：是指要和于社会、和于环境。和于社会，就是要适应社会，与人和谐相处，家庭和睦。大量调查显示：家庭其乐融融、与人为善的人，能健康长寿。唐代养生家孟诜亦言"保身养性者，常须善言莫离口"，相反，动辄与人交恶，往往是健康、甚至生命丧失的开始。前不久，有则新闻称，郑州一老年人在公交车上因让座问题与一年轻人发生争吵，一怒之下，诱发心脏病，不治身亡。有人会问：和，是否就是一味隐忍、退让，有气往肚子里咽？非也，所谓和善者，非指无底线的隐忍，非指对邪恶的纵容，它更多的是一种心态，保持心境的平和，不惹是生非，亦不为是非所扰，这样才能保持健康、少生病。

和于环境，就是说人类的活动要符合自然规律、符合生命规律。春生、夏长、秋收、冬藏，万物有其生长规律，人类亦如此。日出而作，日落而息，生命动静有时，故若违背四季生发、昼夜作息规律，必会导致疾病发生。空气、阳光、水是人类生命的源泉，好的空气、阳光、水、土壤，是人体生命的保障。若外界环境遭到破坏，生病也是迟早的事。所以，"和"同样是大健康的表现之一。

"大健康"除了要具备以上提到的几点外，还要有"主动健康""自我保健"和"降低危险因素"的观念和意识。主动健康，就是说我们在了解了健康的具体含义后，要积极主动地采取措施来维护健康，力求做到全面健康。自我保健则要求每个人掌握一定的保健知识，根据个人情况自我管理和调理健康。降低危险因素则是指每个人要尽量远离危害健康的因素，提高自身的健康系数。

总而言之，要推行"大健康"，光靠医生和药品是不行的，它还需要个人的自我管理和自我保健。大健康的核心就是身体的自我经营，个人的自我健康管理，科学地减少或排除健康危险因素，达到保护和促进身体全面健康的目的。

※ "大健康"产业方兴未艾

大健康的概念远远超越了我们以往的健康概念，不知不觉中，围绕着健康的话题越来越多，我们接触到的健康产品和服务也逐渐增多，这就形成了如今日益蓬勃发展的"大健康"产业。

"大健康"产业是在"大健康"理念下应运而生的，从某种意义上说，凡是涉及人类健康的产业都可以归入这一范畴。大健康产业包含两个层面的内容：一是指与人体健康相关的产品，比如说保健食品和健康用品等。像餐饮业方面的鲜榨果汁、苹果醋就属于健康产品；另一方面则包括体检、疾病康复和社区教育等医疗服务。我国在现阶段，绝大多数进军"大健康"领域的是健康"产品"，而健康服务有待进一步拓展。

"大健康"产业的推动，需要把大健康理念普及到寻常百姓家。正是意识到了"大健康"对人民健康的重要性，我国也出台了相关政策来指导和引导"大健康"的推广。《"健康中国 2020"战略研究报告》中说，"到 2020 年，主要健康指标基本达到中等发达国家水平"，还提出"国民主要健康指标进一步改善，人均预期寿命达到 77 岁"的具体目标。这份文件提出要以"预防为主"，实现医学模式的根本转变，以公共政策、中西医结合、科技等方式为切入点，着力解决威胁我国人民生命安全的重大疾病和健康问题。这些政策都表明国家已经把全民健康提高到国家战略的高度。

相关研究表明，人均收入水平的提高对"大健康"有极为重要的推动作用，当人均 GDP 达到 3000～5000 美元时，社会整体的消费模式将从注重衣食等基本生存需求，转变为讲求生活质量。也就是说人民有钱养生，有钱进行健康管理时，大健康产品和服务就容易得到推广。

人口老龄化也是推动"大健康"产业快速发展的一大推手。根据 2020年国家统计局发布的《中华人民共和国 2019 年国民经济和社会发展统计公报》，截至 2019 年底，我国 60 岁及以上老年人口已达 2.53 亿人，占总人口的18.1%。预计到 2025 年，老年人口总数将超过 3 亿，2033 年超过 4 亿，平均每年增加 1000 万老年人口。随着居民健康意识的普遍提高，老龄人口对健康的需求也会增多。有需求就会有供应，老年人口的增加对"大健康"产业来说，无疑是一种巨大的推动力量。

近年来，随着生活水平的改善、政策的支持，我们国家的大健康产业得到了蓬勃发展。以植物提取、中药复方或营养素为主的保健食品业；以健康、绿色、有机为噱头的餐饮业；以养老为主题的房地产业；以休闲、养生为目的的旅游业；以养内容外为口号的美容业；以高科技为手段的健康用品业；以舒适、预防为特色的健康服务业；以养生节目主打的传媒业……各行各业都刮起一股养生风、健康风。虽然，其中不乏鱼目混珠之属，但总的来说，大部分都对人类健康起到了促进作用。

通过以上的分析来看，人们对"大健康"的追求，促进了"大健康"产业的发展，而"大健康"产业继续发展，也有利于"大健康"理念的普及。相信随着"大健康"产业的蓬勃发展，"大健康"理念倡导的健康生活方式会深入人心，人人都明白健康不仅是"治已病"，更是"治未病"。消除亚健康，提高身体素质，做好健康保障、健康管理和健康维护，从透支健康、对抗疾病的生活方式转向呵护健康、预防疾病的新模式，这是当下的时代潮流，只有追随这个潮流，我们才能实现生得优、活得长，不得病、少得病、晚得病、不生重病的健康目标，才会拥有高质量的人生，在离开人世时走得安宁、没有病痛。

"全养生"，大健康

"全养生"理念的提出，顺应了时代养生的新要求，顺应了人们对健康的追求，也满足了大健康的要求，对大健康具有指导意义，如果能按照"全养生"理论来进行系统、全面的养生，那么实现大健康就是很容易的一件事。

"全养生"从全周期、全方位提供了养生理念和方法，促进人们实现大健康提出的"寿""健""美"的目标。比如，在青少年养生阶段，我反复强调保护脊柱，不要形成佝偻驼背的体型；我还介绍了四季养生、日常实用的全养生操，这都是对最基本的身体健康的养护。到了中老年时期，人一生中最重要的养生阶段，我也提出了很多理念和具体做法，帮助大家保健。比如中年时"欲老重调"，老年时就该"防病"。如果每个人都能按照"全养生"的理念和具体养生方法来做，那么身体健康就能得到最基本的保障。

心理健康涉及情绪、人生态度问题。在"全养生"全周期和全方位的篇章里，我进行了大量的阐释和解读，并提出相应的建议。就拿情绪来说，利用情绪相克原理来调整心态，这是保证心理健康的具体方法；对生活乐观一点，达观一点，就有利于心理健康。我在具体阐释中介绍了很多培养生活情趣、调节心态的方法，像老年人多培养一些健康的业余爱好，把养生与生活相结合；退休后要调整生活规律和心态，保证心理稳定和健康等。

尊道贵德，这是我们古人很早就提出的健康概念，在"全养生"的全包容篇章里，关于道德方面的养生理念有详尽的阐释。不管是儒家大师，还是佛教高僧，他们提倡以德养生、节制人的各种欲望、顺应人性而不放纵，这都是古人留给我们的宝贵养生经验，也是"全养生"极力提倡的道德养生内容。至于如何在日常生活中养成良好的道德，"全养生"的全方位篇章中均有提及。

环境健康是一个新提法，在"全养生"的全方篇章中，我提出了"养生三境说"，即顺境养生、择境养生、造境养生。从良好环境下的顺应自然养生，到有目的地选择良好的环境养生，再到创造符合人类健康标准的环境，这是保证环境健康的一个方法。

可以说，"全养生"理念不仅仅提供养生思想，还提供具体的养生方法，将理念和实际做法相结合，指导人类达到健康长寿的目的。

"全养生"凭借着全面开阔的养生视野、深厚的传统养生理念和专业的西医学成果，成为新时期的养生标杆和引导大旗。如果我们能在生活中遵循"全养生"的养生理念，我们就达到了大健康的要求，那么全民健康长寿、生活更加幸福的情形就近在眼前了。

无病世界，无医时代

在19世纪末，科学家们统计的人类疾病，共计161类，到了20世纪末，全球疾病已经多达2035类，共计1.24万种，其中治不好的疾病越来越多。疾病年轻化问题也突显出来，英年早逝的人有增无减，未老先衰也成了一个大问题。很多疾病扎堆出现在一个人身上，比如肥胖、糖尿病和心血管疾病常常集于一身，这些现象都让我们当下的幸福生活大打折扣。

以美国为例，第二次世界大战后，美国经济迅猛发展，国民生活水平极速提升。同时，美国人患心血管疾病和糖尿病的人数大增，这种"富贵病"成为威胁美国民众健康的主要疾病。2009 年，美国总统奥巴马呼吁改革美国的医药卫生体制。他说："医疗领域过高的成本，对我们的经济构成了巨大的威胁。这是摆在我们家庭和企业面前的、越来越高的障碍，是摆在联邦政府面前的一颗棘手的定时炸弹，更是美国的生命不可承受之重。"奥巴马为什么会说出这样的话？这就跟美国民众的健康状况有关。治疗心血管疾病和糖尿病等慢性疾病的医疗成本非常高，而高成本的治疗费用常常成为患者家庭，以及政府医疗卫生保障系统的沉重负担，为此，美国政府提出了医疗改革。

举简单点的事例来说，患了心脏病，很多人需要动手术，一个搭桥手术常常需要十几、几十万，费用高昂；患上高血压，需要常年服用降压药，日积月累，这笔开销就不是个小数目；还有糖尿病，很多人得进行透析治疗，每一次透析就得花一笔钱，虽然有医疗保险能报销大部分费用，但也给患者带来沉重的经济压力，另外也会给社会带来压力。近年来，我国发生很多因病返贫的现象，各种老年性疾病、慢性疾病已经不再是民众健康的小问题，而成了社会的大问题。

所以，单纯靠医疗技术提高，并不能保障我们的身体更健康、生活更幸福。毕竟，治疗只是在疾病暴发后采取的救治措施，是在健康恶化后采取的补救措施，不管怎么说都已经有些晚了。基于这样的认识，医学不应该只是"关于疾病的科学"，还应该是"关于健康"的科学，医学不能只以"治好病"为目的，更应该是"防未病""让人不生病"。

有人提出"最好的医生是自己"，就是说一个人要掌握一定的保健知识，要有健康生活的习惯，要对自己的健康负起责任来，这才是正确的健康态度。与其生病之后把自己被动地交给医生和医院，不如充分地发挥自我的主动作用，保障自己的健康不受损害。

我说的"无病世界，无医时代"，就是通过自我保健和保养，使我们将来的生活里没有疾病，也不需要医生。现在听起来这话好像很不真实，但这是医学发展的一个方向。

现在，西方国家的医学界提倡预防疾病，提倡健康生活方式，而我们国家早就把"预防为主"作为医疗保健工作的宗旨。的确，病了再治，不如不病。我们追求大健康，就是要让大家进入一个无病世界、无医世界，免受病痛的折磨。"全养生"理念已经给我们提供了这样的途径。

"全养生"理念提倡"治未病"，就是没病的时候要防病，病初发的时候要及时治疗，最好不要等到完全病倒再医治。"全养生"里提出的"养生三要"——养生要及早；养老要及时；养病要及良，就是具体"治未病"的原则。对于衰老，"全养生"理念里有"三步养老"——未老先养、欲老重调、既老防病，也是紧紧围绕着提前预防的思路展开的。可以说，"全养生"理念，就是防病的养生理念。

"道法自然""趋利避害"，这些传统的养生理念在"全养生"里也获得了新生，获得了新的意义。现代生活有诸多便利，但也有很多弊端，比如环境污染造就的日本"怪病"，比如便利的交通减少了人们的运动量，比如巨大的生活压力引发的心理问题，这都给健康带来种种隐患。"道法自然"则启发我们要顺应生命的规律，保持顺应自然的心态，选择合适的居住环境来保障健康，这是养生的一个关键。

现代都市人口密集，各类传染病极容易传播，而且危害巨大。随着气候环境的变化，病菌、病毒种类也不断更新，这让大规模传染性疾病成为可能威胁我们健康的另一问题。"全养生"提倡"趋利避害"，提倡远离病源，就有着积极的防范意义。"全养生"的趋利避害原则也是预防疾病、防范健康受损的必要手段。

"全养生"的目的是构建大健康，大健康的目的是让每一个人生活得更健康、更幸福。与其得病后打针吃药，让自己受苦，让家人受累，不如提前防范，维护好自己的健康，这样我们的生活就少了痛苦、多了幸福。这就是我们养生的目的，也是大健康的目标。

"全养生"理念与大健康关系密切，如果每个人都能养成健康的生活习惯，在生活中养生，在养生中生活，把"全养生"理念切实应用于生活中，那么将来无病无医的时代就一定会来临。"健康地生活，优雅地老去"，这就是"全养生"理念给我们描绘的美好生活蓝图。

第十三章

长寿梦

以中国为代表的东方文化跟西方文化不同，西方人追求探索和冒险，喜欢向大自然挑战；中国人注重的是生命的延续，注重的是人与自然的和谐相处。对每一个中国人来说，健康长寿、福寿多多就是最美好的生活。也因为这种观念，中国就产生了"福寿绵绵"的文化传统，产生了对长寿的不懈追求。

福寿，人类的追求

在中国，谁家生了小孩子，每个前去祝福的人都会祝愿小孩长命百岁，祝愿他健康成长。可见，长寿是中国人最美好的期望，也是对他人最好的祝福。这种祝福就是追求长寿的一种表现。经过历史的发展和积淀，现在对长寿的追求已形成了我们中华民族传统的福寿文化和敬老文化，成为我们文化生活不可分割的一部分。下面，我们就来了解一下我国源远流长的福寿文化。

※ 福寿文化

我们每个中国人自从出生，就和长寿建立了联系。接受别人的长寿祝福，也祝福别人享有长寿，这个特点可体现在日常用字上，特别是"寿"字的运用。比如生日被称为"寿诞""寿辰"；祝福别人的时候要说"寿康""寿安"。如果一个人能活到天命，在高龄去世，那么人们就说他"寿终""寿寝"了。能享高寿去世的人，不是悲痛的事，而是喜事，因此民间有办喜丧的说法，可见中国人对长寿有多么的重视。

因为重视长寿，古人对寿命的分法比较严格细致，从 60 岁开始，每活够 10 年，就有一个相应的称呼。中国过去用天干地支纪年法，到 60 岁的时候，刚好甲子轮回一周，故而 60 岁被称为"花甲"，就跟甲子轮回有关。此外，孔子曾经说："六十耳顺"，也就是人到 60 岁的时候，什么话都能听进去，也没有暴躁的脾气了，人也变得平和起来，所以人们也称 60 岁为"耳顺之年"。

古人寿命普遍不长，能活到 70 岁的人不多，大多数活到这个年纪的人，也都行动不便，要靠拐杖来辅助行动了。因此，70 岁被称为"杖国之年"。杜甫写过一句诗，说"酒债寻常行处有，人生七十古来稀"，因而 70 岁也就被称为"古稀之年"。

80 岁在古代很少见了。80 岁的人被称为"耋"，也称为"杖朝之年"。80 岁以上的就称为"耄"，所以，八九十岁在古代就合称为"耄耋之年"。在 88 岁的时候，老人的寿辰被称为"米寿"，这是因为"八十八"三个字合成了一个"米"字，所以有了这个雅称。99 岁称为白寿，这是因为百字少了一横为白字，所以称为白寿。108 岁叫茶寿，这是因为茶字的草头代表二十，下面有八和十，一撇一捺又是一个八，加在一起就是 108 岁。

关于过生日，中国文化也有很多讲究，而且大都是跟祈求长寿有关。比如，过生日的时候要吃长寿面，这个习俗由来已久。相传，西汉时期，汉武帝非常敬重鬼神，一心想长生不老。有一天，他跟大臣聊天，说到人的寿命长短，汉武帝说《相书》上讲，人的人中长，寿命就长，如果人中有一寸，那就能活到 100 岁。大臣东方朔听完这话就笑了起来，他说："相传彭祖活了 800 岁，那他的人中岂不是要长 8 寸，那脸该有多长啊？"众人听了都大笑起来。这虽然是个笑话，可后来民间的人都当了真，说脸就是"面"，既然脸没法长那么长，那么就用长长的面条来祈求长寿。渐渐地就演变成了过生日吃"长寿面"的习俗了。

除了长寿面，为老人过寿的时候，民间还有送寿桃的习俗。各种各样的寿诗、寿联也很常见，就连一些建筑装饰、服装图案，也都跟"寿"联系了起来。有的人给八九十岁的老人祝寿，会送一幅"猫戏蝴蝶"的图案，猫跟

"髦"谐音，蝶跟"耋"谐音，就是用谐音来恭贺老人长寿了。

至于祝寿的吉祥语，那内容就更丰富了，像我们常见的词有"寿比南山""万寿无疆""与天地同寿"等等。如果是给小孩子庆生，就会说"长命百岁""长命富贵"等话。一些过节的宫灯上，也会贴上这样的词语，来讨吉祥。

过去人们家里常常会挂"松鹤延年"之类的图画，这种绘画也跟祈求福寿有关。松树是一种生长缓慢、寿命很长的树，而仙鹤在古人的观念中，是非常长寿的鸟。据《雀豹古今注》中记载："鹤千年则变成苍，又两千岁则变黑，所谓玄鹤也。"能活两千多岁，可见古人认为鹤有多长寿了。此外，松树跟仙鹤都与成仙有关，古人认为鹤是仙鸟，神仙都是驾鹤飞翔的，所以仙鹤也就有了长生的含义。人们把松鹤画在一起挂在家中，就是表达对长寿的祈愿。

此外，还有蝙蝠谐音"福"，以及能让人长生的仙草——灵芝，也经常出现在福寿文化中。我们看古代的建筑，窗棂上，或者横梁上常常雕刻、描绘蝙蝠跟灵芝的形象，就是表达对福寿的祈愿。

除了借助自然界的事物来表达长寿愿望的中国福寿文化外，另一类表现还可从我们的祝寿词里看出来。比如我们常说"福如东海，寿比南山"，就是期望人的福寿像海一样多，寿命像山一样长久。如果你到一个地方去祈福，可能会看到这样的对联：人至福地臻福，人踩寿地长寿。所以，去一些象征福寿之地朝拜祈愿，也成了我们的文化传统。一些人喜欢到著名的山上去烧香祈愿，就是这种文化情感的表现。

总之，中国千百年来的长生愿望造就了中国特有的"福寿"文化，在"福寿"文化的影响下，传统的养生文化也蓬勃发展起来。

※ 养生文化

中国人对长寿的追求就从来没有中断过，这种追求体现在民间故事、各种神话中。比如，嫦娥偷灵药，葛洪炼丹等故事。中国古人认为，吃了长生不老药的人就可以长生不死，这既反映了当时人们对长生的渴望，也影响了我们中国的养生文化和传统。

我国传统宗教是道教，而道教的产生就是受到长生追求的直接影响。道家讲究炼丹、服丹，讲究服用各种中草药来延长生命，可以说，成仙和延寿是道教最主要的追求。后来，道家形成了一套养生理论，在炼丹服药之外，还讲究修炼，通过对身体的修炼和控制，达到长寿的目的。道教在这方面的探索和经验，为我国传统养生文化提供了宝贵的经验。

具体来说，道教创立的太极拳，到现在还是有益健康的运动，练习的人非常多。还有气功修炼，是一种通过调节呼吸和静修的养生法，对调理身体有很大的益处。

现在人们知道炼丹、服丹对人体有害，不过道教在炼丹、服丹的过程中，发现了很多化学现象，积累了丰富的中草药知识，对化学和中药学的发展做出了巨大的贡献。

在道教的推广和影响下，经过历代医学家、中药学家的努力，中医养生理论逐渐完善。人们在运用和传播这些理论与养生方法的过程中，形成了民间的养生文化和传统。比如四季养生的理论，就根据一年四季气候的变化，做相应的调整来养生。现如今这种养生法很多都成了民间谚语，广为流传，像"春捂秋冻"，像"春天晚睡早起，冬天早睡晚起"等等，这就是中国养生文化深入民间的表现。

在运动养生方面，我们中国人也早就形成了"流水不腐，户枢不蠹"的观念，也就是常运动的人会更健康。根据这个原理，古人创立了很多简单易行的运动操，像"五禽戏""八段锦"等等，现在这些运动还广泛流传，为民众的体魄健康提供保障。

饮食方面，我们一直保持着优良的养生传统。中国人一直注重饮食，自古就有"民以食为天"的说法。结合养生，"食疗"的观念更是深入人心。从古至今，各种食疗的配方就没有间断过。现在媒体上、出版界和网络上，到处可见各种食疗建议，或者介绍食物的性质，或者提供养生汤、养生粥的具体配方。很多家庭主妇都懂得一些食疗知识，会知道根据自己或家人的身体情况来煲汤煮粥，这就是我国养生传统、养生文化的体现。

对中国人而言，食疗是相当讲究的，要根据个人的身体状况来选择相应的食物。现在很多老百姓虽然不是医生，但都能对常见食物的性质说出个大概，比如葱、姜、蒜是辛辣食物，上火的时候要少吃；鸭肉寒凉，体寒的人就不要多吃等等。

中国人追求福寿绵绵，追求生命的长久，这既促生了我国的传统养生文化，也促成了我国良好的养生习惯和氛围。现在，生活水平提高了，很多人也有了养生的时间和资本，那么我们就应该好好利用一切养生资源，让我们的长寿之梦能顺利变为现实。

※ 现代对衰老的诠释

早在古希腊时期，很多哲人和医学家就开始解释衰老。"医学之父"希波克拉底提出"体液学说"，认为人的身体由 4 种体液构成，分别具有热、冷、干、湿的特性，而老年人的身体是冷和湿的，破坏了体液的平衡，因此表现出衰老。哲学家亚里士多德则认为，人的老年和死亡是自然而不可避免的，是必须面对和接受的事实。这个时期的人们对衰老的认识还停留在观察和猜测想象的阶段，他们总结现象，给出自己的解释，说明人类开始走上理性认识衰老的道路。

到了中世纪，医学进一步发展，很多科学家和医学家开始通过试验来验证衰老的问题。罗格·培根主张依靠养生和药物来延缓衰老，他列出了很多抗衰老药物以供使用。比如珍珠、芦荟、迷迭香、鲸鱼等等，其中一些物质的确有延防衰老的功效。

再后来，人们对衰老的观察更加细致和深入，而人们对于通过科学方法获得健康长寿也更有信心。像法国数学家、哲学家笛卡尔就期望自己能活到 100 岁，为此他尝试了独特的饮食法，想通过饮食养生来实现自己长寿的愿望。美国科学家、政治家和文学家本杰明·富兰克林也曾设想过怎样活得更长，他提出用冷冻方法把人冰冻在极寒冷的地方，然后经过漫长的时间再解冻复苏。这种想法直到近代还出现在文学作品里，比如美国著名漫画《美国队长》，就讲述了一个超级英雄通过冰冻方式在几十年后复活，从而保持了年轻状态。

随后，医学和生命科学进入到分子阶段，各种各样的衰老研究也从构成人体最小的细胞角度来研究。西方科学对衰老有了更详细的描述，也对造成衰老的根本原因有了更细微的认识。比如科学家哈曼提出的自由基学说，认为人的衰老是体内过多的自由基造成的。自由基是指一种含有奇数电子的分子和原子，它在人体代谢过程产生，能引起 DNA 损伤，导致基因突变，诱发肿瘤形成。自由基还会损害生物膜，使蛋白质、核酸等大分子交联结合，影响这些分子的正常功能。正因为自由基的这些破坏作用，使细胞受到损害，最终导致了机体逐渐老化、人的衰老。

还有一种学说被称为免疫学说。免疫学说认为，人的衰老主要原因是胸腺功能退化，胸腺是人体非常重要的淋巴器官，它提供 T 淋巴细胞。当人出生后，胸腺会随年龄的增加而变大，13 ~ 14 岁时达到顶峰，这段时间，是人体免疫力最强的时候。此后，胸腺开始萎缩，功能退化，到老年时，变得只有15g 重。因为胸腺萎缩，人的免疫功能衰退，会出现免疫功能失调现象，造成细胞伤害，促进衰老。比如，老年人容易得肿瘤方面的疾病，与淋巴细胞对肿瘤的免疫功能下降有关，老年人易患自身免疫性疾病，与免疫系统失调有关。

不管是中国传统的养生文化，还是西方对衰老的研究，都是人类为延长寿命而做的努力。有了这些努力，我们的长寿梦才有了从梦想变成现实的可能。

长寿，从梦想到实现

任何梦想要实现，都得经过踏踏实实的实践，健康长寿也一样，需要我们踏踏实实地采取正确方法才能实现。在把长寿梦变成现实之前，我们先来了解一下人类可能的寿命。

※ 长寿人的年龄

长寿的人究竟能活多少岁？在犹太人的《圣经·创世记》里说，人类的始祖亚当，活了 930 岁；大洪水之后的人类新始祖诺亚，活了 950 岁；而活得最久的一个人叫玛士撒拉，活了 969 岁。我们国家传说里的长寿者有彭祖，相传彭祖活了 800 岁，但这都是传说。

明代谢肇淛在《五杂俎》里记载的高寿之有"汉窦公，年一百八十。晋赵逸，二百岁。元魏罗结，一百七岁，总三十六曹事，精爽不衰，至一百二十乃死。洛阳李元爽，年百三十六岁。钟离人顾思远，年一百十二岁，食兼于人，头有肉角。穰城有人二百四十岁，不复食谷，惟饮曾孙妇乳。荆州上津县人张元始，一百一十六岁，膂力过人，进食不异。范明友鲜卑奴，二百五十岁。"

在民间盛传的长寿故事中，李庆远老人活了 256 岁，生于 1677 年，卒于 1933 年，留下了气功养生长寿的神话。在这些记载里，可能有真实的，也可能有杜撰的，但有确定的资料记载，广西巴马的罗美珍老人出生于 1885 年，卒于 2013 年，享年 128 岁，曾被中国老年学学会评为"中国最年长的寿星"。

在西方，最出名的长寿者叫托马斯·帕尔，他是英国什罗郡的一位农民。根据他所在教区的记录，托马斯·帕尔在 1483 年受洗，也就是说，他很可能在这一年出生。又有法律文件记载，托马斯·帕尔于 1518 年继承了父亲的一个小农庄，算起来他这时候已经 35 岁了。托马斯·帕尔的首次结婚记录是 1563 年，推算这时他有 80 岁了。据说托马斯·帕尔在 100 岁的时候，跟其他女人生了一个私生子，因为这个过错，他在教堂里穿白衣赎罪，因此留下了记录。第一任妻子去世后，托马斯·帕尔又在 1605 年再次结婚，推算这时他已经 122 岁了。

1635 年的时候，伯爵阿伦顿尔视察什罗郡，听说了帕尔的事情，就将他带到伦敦晋见国王查尔斯一世。推算当时应有 150 多岁了，此时帕尔已经失明，可是他聪明机智的言谈获得了查尔斯一世的欢心。查尔斯一世留下他给他画像，并设宴款待他。就在享用宫廷大宴时，帕尔当场死亡，结束了他漫长的生命。

据说帕尔死后，御医哈维解剖了他的尸体，明确了他的死因是不习惯豪华饮食而引起的急性消化不良。查尔斯一世下令把帕尔埋葬在威斯特敏士特教堂，这个教堂只用于埋葬国王和伟人，能埋到这里可是一大荣耀。至今，帕尔的坟墓还在，墓志铭称他"活了十个王朝"，"享年 152 岁，于 1635 年 11 月 15 日葬于此"。

帕尔的死亡鉴定书现在还保留着，但是这个鉴定书只提供了他死亡的准确年份，至于他的出生日期，有很多地方让人怀疑，所以一直以来，总有人质疑托马斯·帕尔的真实年龄。

出生在法国的詹妮·路易·卡门曾一度被评为有明确文件证明的、有史以来最长寿的人。詹妮的出生证书上记录她出生于 1875 年 2 月 21 日。1934 年，詹妮的独生女儿去世，几年后她的丈夫也去世了。到了 1963 年时，她的独生外孙也死了，亲人纷纷离去，剩下詹妮一个人生活。1965 年的时候，有一位

47岁的律师跟她签订协议，愿意每个月供给她500美元的生活费，条件是她死后，她居住的公寓由律师继承。这一年，詹妮已经90岁，所以这份协议看起来对律师相当有利。可是，30年后，这位律师已经支付给詹妮18万多的美元，费用早超过了公寓当时的市场价值，可律师还没有继承到公寓。詹妮一直活得很好，相当健康长寿。律师在77岁去世时，她依然健在。

詹妮的兴趣爱好很广泛，身体也好。85岁那年她开始学击剑，100岁的时候还骑自行车出门，到了110岁她才搬进养老院居住。到121岁生日时，詹妮还灌制了一张名叫"时间主妇"的唱片，在美妙音乐背景下，她回忆了一生中许多美好的往事。百岁多的詹妮已经双目失明，耳朵差不多全聋了，可她仍然精神饱满，智力正常，一直到1997年，这位活了122岁又164天的老人才离开人世。

在詹妮死后，近代的长寿者还有日本的泉重千代，美国的毛德·菲里斯·路斯夫人，其后是日本的北乡门真，他们大都活过了120岁。据说印度尼西亚人Turinah活了157岁，不过未被证实，而世界吉尼斯有记录的最长寿的人是生活在南非的村妇莫洛科·泰莫，享年135岁。

那么，这些长寿者是延长了人类寿命的天限，还是我们大多数人根本没活到自己的年限呢？下面我进一步讲解一下人类寿命的极限，也就是人如果没病没灾、健康生活究竟能活多少岁。

※ 人寿的天限

我们经常用年龄来衡量人的寿命，不过年龄现在可分为三种，即纪年年龄、生理年龄和心理年龄。纪年年龄是指人从出生后经历的自然年数，也称为岁数；生理年龄是指人的躯体的机能状态，就像广告里说的，60岁的人，30岁的心脏，或者30岁的人，60岁的心脏。相同岁数的人可能有不同的生理年龄；心理年龄反映的是人的精神状态，以及对外界事物的态度和世界观等，也就是我们说的心态。

纪年年龄对所有人来说，都是平等的，不会厚此薄彼，经过了多少年就是多少岁。生理年龄随着岁月增加，也会增加，但生理年龄却可因人而异，一些善于养生、懂得保养的人就可以衰老慢一些，生理年龄小于纪年年龄。有些人年龄不大，可是无精打采，精神颓废，或者老气横秋，显得比实际年龄要大；有的人一大把年纪，但整天兴致勃勃，精神昂扬，很有活力，显得很年轻。《射雕英雄传》里的周伯通就是这种年龄大、但心理非常年轻的典型代表。

我在这里讨论的年龄主要是纪年年龄，希望通过对纪年年龄的讨论改变大家的生理年龄和心理年龄，从而延长纪年年龄。

那么，单纯从纪年年龄来看，人类的寿命能有多长呢？

从考古发现中可知，人类的寿命是随历史发展而增加的，大约在 5 万年前，生活在非洲的非洲人平均寿命只有 10 岁，1.5 万年前的欧洲人平均寿命为 20 岁，而 2000 年前的罗马人平均寿命达到了 40 岁。

在商周时期，中国人的平均寿命不超过 18 岁，在清代的时候，我国人均预期平均寿命在 33 岁左右，1945 年的时候仅为 35 岁，到了 2018 年的时候，我国人均预期寿命就达到了 77 岁，增加了近 42 岁。根据世界卫生组织的标准，人均预期寿命超过 70 岁的国家就是长寿国家，这样说来，我国在 2000 年的时候就已经步入了长寿国家的行列。

从整个人类历史来看，人类寿命的延长有两次飞跃，第一次发生在 16 ～ 20 世纪之间，这一时期，人类的平均预期寿命从 30 岁提高到 45 岁左右；第二次飞跃发生在 20 世纪，短短的一百年内，这次人类的预期寿命从 45 岁提高到了 76 岁左右。

人类这两次预期寿命的飞跃都是靠科技力量和生产力的提高实现的。首先是生活水平的提高，其次是医疗水平的提高，从而大大降低了人类的死亡率。比如抗生素的发现，让各种细菌、病菌引发的疾病得到了控制；接种疫苗，让人类减少了患病的概率。

基于这样的认识，很多研究人员预测：人类寿命在 21 世纪可能发生第 3 次飞跃，这次人类平均预期寿命有望突破 100 岁。那么，人有没有普遍活到 100 岁以上的可能，在理论上人能活多久呢？下面我们就讲一讲理论上人类寿命的预测年龄。

所谓理论年限是指在没有意外伤害、没有任何疾病的情况下，人按照自然形态生长，能活到的最大年龄。在这方面科学家们提出了很多的理论。首先，生物学家和医学专家们经过长期观察和研究，发现陆地哺乳动物的寿命跟性成熟期的长短有关，一般动物的自然寿命是自身性成熟期的 8 ～ 10 倍。也就是说，人从出生到最后性成熟，需要 14 ～ 15 年的时间，那么，人的自然寿命就应该在 110 ～ 150 岁之间了。

英国著名生物学家巴封认为，哺乳动物的寿命一般为生长期的 5 ～ 7 倍。也就是说，我们可根据动物从出生后到不再生长的时间来推算生命年限。比如，牛长到 6 岁时，就基本停止生长，那么牛的寿命约为 30 ～ 42 年。人虽然到十四五岁性成熟，但此后还继续生长，直到 25 岁左右，根据这个理论推算，人的自然寿命应为 125 ～ 175 岁，平均 150 岁。

人的大脑非常独特，在自然界里可算独一无二。科学家弗里海洛尔提出动物脑部发育跟寿命有密切关系。科学家们发现，哺乳动物的头盖骨系数愈大，寿命就愈长。比如小鼠的头骨系数为 0.045，寿命为 2 ～ 3 年；兔子的头骨系数为 0.06，寿命是 8 年，根据这个理论推理，人的头骨系数是 0.7，那么自然寿命就应该在 120 岁左右。

显微镜出现后，人类能看到越来越微小的世界，自此生物学研究也就进入到细胞阶段。很多科学家也将细胞的一些理论引入人寿年限的研究中。现在，国内外一些专门从事生命研究的科学家提出了人类生命的"细胞分裂次数极限理论"。这种理论认为，人的衰老从细胞分裂开始，而人体的衰老就是细胞老化的过程。

人的一生，可以说从受精开始，经过发育、成熟、衰老到死亡，就是一个不断的细胞分裂过程。科学家对人类胎儿细胞进行多次体外培养，发现正常细胞平均能够分裂 40 ～ 60 次，而细胞分裂次数越多，生命存活的时间就越长。也就是说，人的寿命跟细胞分裂的次数有关。人类细胞分裂的周期是 2.4 年，根据这个时间，采用人类细胞分裂次数的理论推算，人的自然寿命就应该在 96 ～ 144 岁之间。

从上面这几个理论来看，人的自然寿命应该在 100 岁左右，活到 120 岁甚至更长也极有可能，早在《黄帝内经》里就提出"度百岁乃去"，关键是这个"度"字，即超过百岁而上不封顶。可是，人为什么很少活到 100 岁呢？这是因为人这一生，可能会碰到意外情况，意外死亡是造成人不能活到天年的一个原因。另一个原因就是疾病，大多数人在活到天年以前，就病死了。意外尽管很难避免，但毕竟是极少数，相对于疾病，意外可以忽略不计。所以，我们提倡大健康，提倡"全养生"，就是要大家通过保养，通过自我调节，来杜绝疾病，保护生命的健康和质量，从而延长寿命。一些医学专家认为，如果可以控制肿瘤、循环系统疾病和呼吸系统疾病这三大类疾病，那么人的平均寿命能增加 12 年。随着医学的发展，以及人们保养意识的觉醒，长寿将不再是一个梦，是可以通过一系列举措来实现的。在将来，也许人活到 120 岁都会是一件相当普通的事。

※ 长寿的实现

大多数人对衰老采取一种听之任之的态度，觉得老是人生不可避免的阶段，而寿命长短是大自然设计好的，衰老死亡也是自然归宿，不值得操心，这种态度万万不可取。

现在人类还不能完全阻止衰老，不能做到长生不老，但注重养生、维持健康、延缓衰老却完全有可能，也有必要。先祖们描绘的"上寿百二十，中寿百岁，下寿八十"的长寿蓝图，靠的不是幻想，不是假设，而是科学的养生观。

现代科学技术发展迅速，人们从科学角度提出了不少延长寿命的设想，其中反响最大的是"端粒酶"和"脐带血干细胞"理论。

"端粒酶"理论是从细胞分裂的角度来解释人体衰老和寿命延长的理论，是较为尖端的生命理论。

我们知道，每个人的长相、体型和性格各不相同，有的人高，有的人矮，有的很瘦，有的则胖乎乎；有的人长得像父亲，有的像母亲；还有的人是黄头发，有的人却是黑头发，有的人非常活泼，有的人却喜欢安安静静。人为什么会有这样的差异呢？

在细胞染色体分子的顶端有一种叫"端粒"的物质，它就像一顶高帽子戴在染色体的头顶上。每当细胞分裂一次，这种"端粒"就缩短一点儿，到"端粒"缩短到无法再缩短的时候，这个细胞的寿命就终止了。然而癌细胞里存在一种延长染色体"端粒"的酶，癌细胞分裂时"端粒"不缩短，癌细胞不断地分裂增殖，但不死亡，所以癌症非常难治疗。根据这个发现，科学家们制造出"端粒"酶，这种端粒酶会像癌细胞里的酶一样，能增加人体细胞的分裂次数。

试想，如果人体细胞的寿命普遍延长，那么人的寿命自然就延长了。

1998年1月，美国得克萨斯大学达拉斯分校做了一个实验，他们跟一个老年人团体合作，将制成的这种端粒酶导入遗传基因片段中，成功地使人的细胞在正常分裂次数上又增加了20次。如果染色体"端粒"试验成熟后，真的应用到人体染色体上，那么，人类的自然寿命就可能达到180～200岁，长寿就不是梦想了。

新生儿"脐带血干细胞"理论是近些年才兴起的，根据这个理论，将来人至少能活到150岁。

在2000年末，我国一些地区和部门启动了新生儿脐带血干细胞的储存工程。脐带血是残存在胎儿脐带和胎盘中的血液，含有大量的造血干细胞。启动脐带血干细胞存储工程，就是对新生儿的脐带血干细胞进行采集、检测、处置、制备并冻存起来。为什么要把脐带血干细胞储存起来呢？这跟西方国家开始用脐带血干细胞进行临床治疗疾病有关。

用新生儿脐带血干细胞进行临床治疗，是当今世界比较前沿的科学。它主要用于恶性血液病的治疗，比如白血病、再生障碍性贫血和某些遗传病及免疫缺陷等疾病。储存新生儿脐带血的目的，是等婴儿长大后，如果患有前面所说的那些病，就可以用储存的干细胞培养出所需要的细胞或组织器官，然后进行移植，这样医治疾病的成功率就会大大提高。

根据脐带血干细胞的再生理论，很多科学家相信，随着科学技术的进一步发展，这些储存的脐带血干细胞还能在年老时，培养出新的细胞或组织器官以挽救人的生命，或延长寿命。目前，很多地区开展了注射干细胞以延缓衰老、保持机体年轻的项目。基于这样的科技发展，人类将来非常有可能活到150岁。

这两个理论到目前还处在研究阶段，但让我们有了实现长寿的希望。要说实实在在地延长寿命，健康地活到老年，人们目前常常采用的延缓衰老、延年益寿的方法，概括起来大概有两类：

一是药物干涉。在科学研究的过程中，科学家和研究人员发现：很多物质具有延缓衰老的功效，甚至在很短的时间内能改善衰老或逆转衰老的症状。利用这些物质制成的药品和营养品，就成为人们干预衰老、延长寿命的一个方法。目前在养生药品市场上，最常见的干预衰老的药物有维生素E胶囊、羊胎素制品、蛋白粉和小球藻制品等，还有注射玻尿酸等，这都是现在常用的延缓衰老的药物。这些药物对预防衰老、延年益寿的确有一定作用。药物最大的特点是见效快、效果明显，但持续时间不长。很多时候，一种药物使用过久，还会产生副作用。

二是理疗干涉。现在市场上理疗仪器特别多，而且各种美容店、美体店、理疗健身会所非常多。还有我们最常见到的足浴、按摩、针灸理疗店，这些店面一般提供传统的养生服务，像脚部、背部按摩，针灸和拔罐等。这些理疗对身体保健有一定作用，但理疗最关键的一点是坚持，长期进行才能取得良好效果。事实上，能经常去店面专门做理疗的人不多，因为这需要固定时间，对于工作繁忙的人来说坚持不了，也就达不到保健的效果了。

为了省事，很多人喜欢购买理疗仪器，在家里做理疗。目前理疗仪器市场还不够规范，产品有没有宣传中那么神奇的效果无法肯定。另外，仪器是需要一大笔资金；而且还要坚持不懈地使用才行。很多情况是，家里买了某种理疗仪器，刚开始有新鲜劲，用上几次以后，就搁到一边了。

"全养生"理念其实用不着这么麻烦。"全养生"是要大家在生活中养成正确的习惯而受益终身。

全养生，康寿之本

"全养生"的理念，以坚实的、上千年的养生经验为依据，以与时俱进的科学研究为基础，指导人们实现长寿目标。随着社会发展、科学进步，我相信"全养生"理念一定会让我们逐步实现 100 岁、120 岁，甚至 150 岁的长寿目标。

※ 渊源深厚

我在第三篇"全包容"里详细介绍了中国传统的养生经验，指出我的"全养生"理论并不是无根之木、无源之水，而是深深扎根于中国传统医学和养生文化的养生理念。

"全养生"注重全。用现在的观点看，只注重身体健康，还不能算真正的健康。如果精神方面不注意，或者心理不够健康，那么养生效果就会大打折

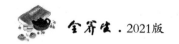

扣。很多儒家大师和佛教僧侣都注意到精神对寿命的影响。

有这样一件事情：抗日战争时期，国民党军队曾派兵到缅甸对抗日军，撤退时有一位伤员伤得非常重，军医觉得他活不了几天，可这个伤兵心里有个强烈的想法，那就是死也要死在祖国的土地上。这个士兵拖着发炎溃脓的身体，在战友们的帮助下，真的撑到了回国。在踏上祖国的土地后，他才平静、安详地死去。当时的军医觉得不可思议，没想到他会撑这么久。这就是精神的力量，它常常让人迸发出意想不到的生命能量，显示出生命顽强的一面。所以，身体之外注重精神养生，非常重要。

"全养生"是在综合传统养生观念、去芜存菁后提炼的全新理念。历史证明有效的养生法，我就吸收，让它发扬光大；历史证明是错误的养生观念，我就丢弃或改变让优秀的传统养生文化古为今用，发挥出更好的效力。

※ 勇于创新

"全养生"理论，吸取现代科研成果，让这个观念具有了创新的一面。

随着社会的发展，健康问题和养生问题也发生了变化。比如说，20世纪50年代，很多人因为身上长脓疮就会失去生命，因为那时没有抗生素，现在细菌感染的疾病不再致人死亡。那么，现在致人死亡的疾病是什么呢？是心脏病、高血压和脑出血等疾病，这类疾病都属于人体内源性的疾病，也就是人体在自然成长、衰老的过程中出现的疾病。这类病曾被称为老年性疾病。

针对现代人出现的各种健康问题，我在"全养生"里特别提出预防"生活方式病"，就是对传统养生法的突破，也是符合现代人养生观的。

现在人们对生命的认识已经到了分子阶段，"全养生"提出养生要全，更要早，要从生命孕育时期就开始养生。这个就是从生命起源于受精卵而得来的观念。我们的生命首先是物质的，你得提供良好的物质基础，生命之树才有可能生长得旺盛繁茂，才有可能长长久久。

这就是"全养生"理论与时俱进的创新意义。

※ 兼合不偏

我认识一位老大姐，年轻时候太辛苦，可以说是体力严重透支，上了年龄后各种身体问题就表现出来了。既有关节炎，又有网球肘，还患有肠胃系统的慢性病。去医院看病，医生大多数建议她"多休息"。她住在儿子家里，有保姆，家务事不需要操劳。她也觉得自己年轻时太辛苦，也该歇歇了，于是吃了饭看电视，看困了睡一觉，睡起来又该吃饭了。结果这样"休息"了没多久，她身体没养好，反而更虚弱了，就改吃各种各样的保健品。我知道后，赶忙劝她别吃这些东西，以免加重肠胃负担。她还纳闷：人老了不就该好好养着，好好补充营养吗？这说法没错，错就错在她把这当成唯一的养生法，而且还没有根据自己的具体情况进行合理的调养。

以前经常有人一窝蜂地抢购某种养生食物，或者一种养生方子大肆流行时，人人见面都会问"你吃过没，你喝过吗？"这种现象就是盲目自信的表现，这种做法其实很不利于养生，甚至有害。

"全养生"理念，避免了这种偏激，而是给出合理的养生选择。人的生命是复杂的，各个阶段的生命状态各不相同，每个人的身体情况也不相同，所以，养生应该全面看待，具体问题具体分析。只有不偏不倚、兼顾全面、突出个体，养成科学的调养习惯，才能给自己提供真正的健康保障，才能在老年阶段安享生命和健康，最终达到长寿的目的。

※ 自然安全

"全养生"，是根据人的成长规律和生命周期提出的，建议根据各个年龄段、针对不同的人群来实施养生。就像青少年，他们正是成长的阶段，养生重点就是健康成长，保护形体发育，这个阶段大可不必在营养品上浪费金钱和精力，只要日常吃得好，多锻炼，养成良好的生活习惯就可以了。到了中老年阶段，养生重点就成了保证充足的睡眠、劳逸结合、惜精养身了。

有一句俗语说"冰冻三尺，非一日之寒"，往往积累形成的习惯最难改变。

我们的健康问题也是一样，日常生活习惯积累下来的健康问题最难解决。而且，如果你已经有了一种损害健康的习惯，那么偶尔的养生和理疗，又怎么能缓解日积月累的健康损害呢？所以养成良好的养生习惯是非常重要的。

"全养生"是最符合人体成长规律、最自然、最安全的养生法，没有任何的副作用，这就是"全养生"理念最可贵的地方。

"全养生"理论的提出，开启了阶段养生的新篇章，对于引导人们及早养生、及时养老，以及全民健康有着重要的意义。

科学养生，健康人生，有了应时而生的"全养生"理论的引航，人人颐养天年将不再是梦想。相信在"全养生"理念的指导下，将来人们活到100岁，甚至150岁是切实可行的人生现实！

后　记

养生臻境，寿享天年

　　《全养生》一书的修订工作终于在较短时间画上一个完满的句号，真诚感谢来自各方的大力鼓励和支持，使本书得以顺利再版，以求造福于普通百姓，奉献于"健康中国"建设。掩卷细思，笔者六年以前，着手撰写养生白皮书，基本的出发点就是要在全社会倡导一种养生理念：在生活中养生，在养生中生活！

　　确实，建立正确的全养生理念非常重要，影响深远。小到一个人、一个家庭，大到一个民族、一个国家，乃至全人类的发展，都离不开科学养生、全民养生。因为人只有从衣食住行等各个方面来进行个体化养生，才能拥有健康身心，才能更好地发展自己的事业，更好地改善自己的生活，更好地服务他人、促进社会更加和谐。

　　"再不养生就晚了"，这绝对不是危言耸听，是我给读者朋友们发自内心的善意提醒，肯定是肺腑之言。健康对我们每一个人来说都极为珍贵，不是第一，而是唯一，只有全方位养生，才能成就健康。科学养生、合理保健，不仅仅能养好身，还能养好心、养好德，不断提升自己的养生境界。一个善于养生的人，不但无须担忧自身的健康问题，而且还能更好地享受生活，拥有更好的生活质量和生命质量，安度百年，赢得长寿。

　　"千里之堤，溃于蚁穴"，是指再强壮的身体，也经不起岁月积累的不断磨损，经不起不良生活习惯的反复侵害。不懂养生的人、不会养生的人，最终都逃不过病痛的折磨，这是养生铁规。所以说，大家千万不要等到失去了健康的时候，才后悔当时为什么没有及时养生啊！

　　养生保健，是人无病无痛、无忧无虑活到自然终老的唯一途径。药王孙思邈曾说"世无良医，枉死者半"，而我想说"不善养生，枉死无数"。有多少人不懂养生，或者压根不想养生，黑白颠倒，熬夜透支，结果导致机体过早衰竭，猝死频发；还有许多人根本不懂养生，纵情声色，错失调节身体的最佳时机，提早步入衰老；更有很多人不愿养生，任意挥霍先天的健康资本，缩短了自己的自然寿限，令人倍感痛心。人的生命犹如油灯里的油，善于养生的人懂得珍惜，明白保持油盈的重要性，能让自己的生命在珍惜中延长；而肆意挥霍浪费的人，只会早早耗尽生命之油，慢慢干涸、走向死亡。

自从专注中医养生教学、研究及实践工作数十年来，我越来越深刻地体会到，随着国家对大健康事业的持续快速推进，相关专家和社团对健康养生事业也表现出浓厚的兴趣，重视健康、懂得保养的人越来越多，越来越多的人开始学习中医养生文化，越来越多的人不断加入规律饮食、劳逸结合和体育锻炼的阵营中来。尤其是经过 2003 年"非典"和这次新冠肺炎疫情的考验，人们都更加重视科学养生、坚持保健，努力提高自身的免疫能力。

道家有言："我命由我不由天。"生命的长短、身体的好坏，说到底，都掌握在我们自己手中，如果我们能准确运用养生知识，全方位地经营管理它，就一定能最大限度地获得健康、赢得长寿。大家应当从哪里获取这些知识呢？可以查找古籍经典、学习前人智慧，结合自身的经验等等。所有这些，我已在《全养生》一书中做了详细的介绍，免去了读者东翻西找、逐个查证的不易，为的就是引导大家树立正确的健康理念，给广大读者提供较为全面、简单易懂和便于实操的健康知识，拳拳之心，尽在其中。

"全养生"理论是我从教、从医、从养四十余年倾尽心血的研究成果，在此后的不断推广过程中，得到了包括美国、俄罗斯在内的全球养生界大咖和社会各界的肯定、鼓励和支持，令人欣慰。我以"全养生"理论献给全人类的一份厚礼，希冀人们能遵从养生保健大哲理，持之以恒，不但要活得健康，而且要活得精彩、活得长寿。

最后，我衷心地期望和大家携起手来，为传播中华文化、构建人类命运共同体贡献聪明智慧，为全人类的健康未来献计献策！"全养生"之航母"健康号"已扬帆起航，相信我们将带着全新的健康理念，把全养生的种子洒遍世界的各个角落，让人类健康的花朵开遍全球，共同营造更加美好的世界！

刘焕兰于广州

2020 年 11 月 20 日